Rückenschmerzen

MEDIZINISCHE UNIVERSITÄT WIEN

MANZ

RÜCKENSCHMERZEN

Vorbeugen und aktiv behandeln

von

Richard Crevenna

unter Mitarbeit von

Timothy Hasenöhrl, Galateja Jordakieva, Stefano Palma, Anna Pataraia, Lukas Reissig, Margarete Steiner, Julia Sternik, Barbara Wagner und Christoph Wiltschke

MEDIZINISCHE UNIVERSITÄT WIEN

MANZ

Soweit im Folgenden personenbezogene Bezeichnungen nur in männlicher Form angeführt sind, beziehen sie sich auf Frauen und Männer in gleicher Weise (generisches Maskulin).

Stand des Wissens: Mai 2022

ISBN 978-3-214-02529-8

Telefon: (01) 531 61-0
E-Mail: verlag@manz.at
www.manz.at
Layout und Satz: www.petryundschwamb.com
Druck: FINIDR, s.r.o., Český Těšín

INHALT

VORWORT

Rückenschmerzen sind eine Volkskrankheit mit vielfältigen Ursachen – für die Betroffenen sind sie einschränkend und belastend; zugleich sind sie auch eine große volkswirtschaftliche Belastung. Dieses Buch will Ihnen auf Grundlage aktueller wissenschaftlicher Erkenntnisse Wissen über Rückenschmerzen vermitteln und es Ihnen so ermöglichen, Schmerzen vorzubeugen bzw. bestehende Schmerzen zu lindern oder sogar loszuwerden.

Neben der Vorbeugung von Rückenschmerzen (Prävention) geht es in diesem Ratgeber um die nicht-operative Behandlung (konservative Therapie) und um die Rehabilitation für die Rückkehr in den Alltag. Weitere Aspekte sind u. a. Gender, Erwerbstätigkeit und worauf besonders ältere Menschen achten sollten. Einem multiprofessionellen Ansatz folgend, wird das Thema Rückenschmerzen interdisziplinär behandelt. Der Blick reicht von der Anatomie über die Allgemeinmedizin, über Orthopädie, Physikalische Medizin und allgemeine Rehabilitation sowie über die Innere Medizin bis hin zur Geriatrie. Er umfasst natürlich auch Psychologie und Psychotherapie, Physiotherapie und Sportwissenschaft. Expertinnen und Experten dieser Disziplinen beleuchten das Thema Rückenschmerz in diesem Buch aus ihrem Blickwinkel – finden Sie für sich den jeweils spezifischen Mehrwert für Ihre Situation!

Zusätzlich zu Hinweisen, wann unbedingt ärztliche Hilfe in Anspruch genommen werden muss, erfahren Sie, was Sie selbst tun können, um das Auftreten von Rückenschmerzen bereits im Ansatz zu vermeiden, und wie Sie nichtspezifische, ungefährliche Schmerzen mit einfachen Mitteln selbst in den Griff bekommen.

Sie können dieses Buch ganz einfach vom Anfang bis zum Ende durchlesen oder Sie können es auch als kleines Nachschlagewerk verwenden.

Beim Durchlesen werden Sie von den bereits erwähnten Vertretern verschiedener medizinischer Fachdisziplinen und Berufsgruppen zum Thema Rückenschmerz (mit Schwerpunkt Kreuzschmerz) informiert und lernen dabei, wie man Rückenschmerzen idealerweise vorbeugen oder konservativ behandeln kann. Die Anatomie als physiologische Grundlage zu verstehen, ist dabei eine wichtige Basis für Ihr Verständnis der Prävention und Therapie der Rückenschmerzen.

Sie können aber auch nachschlagen und ganz gezielt nachsehen, wie Ihnen z. B. Ihr Praktischer Arzt, Orthopäde oder Physikalischer Mediziner – als primäre Ansprechpartner mit Lotsenfunktion – bei Rückenschmerzen hinsichtlich Diagnose und Behandlung bis zur Rehabilitation helfen können. Auch die Innere Medizin kommt zu Wort, da sich manche schwerwiegenden internen Erkrankungen klinisch in Form von Rückenschmerzen bemerkbar machen können. Arbeits- und Betriebsmediziner können für die Prävention und für die Wiedereingliederung am Arbeitsplatz eine wesentliche Rolle spielen. Berufsgruppen wie die Physiotherapie, die Arbeits- und Organisationspsychologie, Klinische und Gesundheitspsychologie, Psychotherapie und die Sportwissenschaft sind ebenfalls sehr wichtig bei der gemeinsamen Einschätzung, Behandlung, Rehabilitation und Wiedereingliederung bei Rückenschmerzen. Die Möglichkeiten jeder einzelnen dieser Professionen zum Thema können Sie diesem Buch gezielt entnehmen, ohne es vom Anfang bis zum Ende lesen zu müssen. Sie werden sehen, dass sich einiges wiederholt – denn alle arbeiten ja mit denselben Patienten und demselben Ziel „Schmerzfreiheit" –, aber jede medizinische Fachrichtung ihre eigenen Spezifika aufweist.

Abschließend bedanke ich mich bei meinen Mitarbeiterinnen und Mitarbeitern, die durch ihre Fachexpertise zum Gelingen dieses Buches beigetragen haben, auch für die schönen Fotos, die durch ihren großen Einsatz – vor und hinter der Kamera – entstanden sind, sowie bei meinem Arbeitgeber, der Medizinischen Universität Wien, beim Manz Verlag – und natürlich bei meiner Familie.

Richard Crevenna

DER AUTOR UND SEIN TEAM

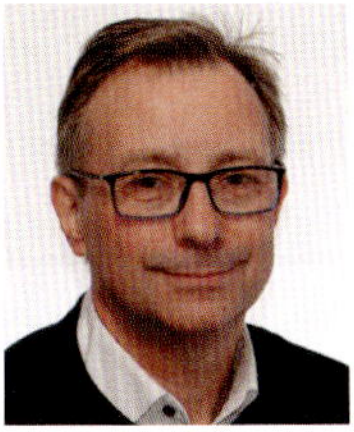

Univ.-Prof. Dr. Richard Crevenna, MBA, MMSc
ist Facharzt für Physikalische Medizin und allgemeine Rehabilitation mit Zusatzfach Geriatrie, interdisziplinärer Schmerzmediziner (Algesiologe) sowie Arbeitsmediziner, Organisationsmediziner und Vorstand der Universitätsklinik für Physikalische Medizin, Rehabilitation und Arbeitsmedizin der Medizinischen Universität Wien. Sein wissenschaftlicher Schwerpunkt liegt auf Themen der Physikalischen Medizin und Rehabilitation wie Medizinischer Trainingstherapie, Regeneration, Stoßwellentherapie, Biofeedback sowie auf Schmerzmedizin, Arbeits- und Organisationsmedizin und onkologischer Rehabilitation mit Aspekten der Interdisziplinarität, Multiprofessionalität und Diversität.

Außerdem ist Richard Crevenna Junior-Präsident der Österreichischen Gesellschaft für Physikalische Medizin und Rehabilitation (ÖGPMR), Präsident der Gesellschaft zur Erforschung onkologischer rehabilitativer Grundlagen (GEORG), Präsident der Österreichischen Lymphliga (ÖLL), Präsident der Gesellschaft für Prävention, Therapie und Rehabilitation in der Physikalischen Medizin (GPTRPM) sowie Präsident der Österreichischen Gesellschaft für Biofeedback und Psychophysiologie (ÖBfP). Weiters ist er Vorsitzender des Behindertenbeirates der Medizinischen Universität Wien, Mitglied der European Academy of Rehabilitation Medicine und Mitglied der Europäischen Akademie der Wissenschaften und Künste.

DAS INTERDISZIPLINÄRE UND MULTIPROFESSIONELLE TEAM

Das Autorenteam der Universitätsklinik für Physikalische Medizin, Rehabilitation und Arbeitsmedizin der Medizinischen Universität Wien umfasst die medizinischen Sonderfächer Allgemeinmedizin, Orthopädie und Unfallchirurgie, Physikalische Medizin und allgemeine Rehabilitation, Innere Medizin, Intensivmedizin, Hämatoonkologie, Arbeitsmedizin sowie die Berufsgruppen Physiotherapie, Psychologie, Arbeits- und Organisationspsychologie, Klinische und Gesundheitspsychologie, Psychotherapie und Sportwissenschaft. In diesem Buch repräsentiert wird es durch Galateja Jordakieva, Margarete Steiner, Julia Sternik, Barbara Wagner, Timothy Hasenöhrl, Stefano Palma und Christoph Wiltschke sowie durch unseren „anatomischen Freund und Gegenfächler" Lukas Reissig, der am Anfang des Buches die anatomischen und physiologischen Grundlagen grundlegend erklärt. Die Mitglieder dieses Teams mit ihren speziellen Qualifikationen finden Sie am Ende des Buches noch einmal alphabetisch aufgelistet.

Neben dieser an einer einzigen Klinik konzentrierten Kompetenz und Vielfalt der Zugänge kooperieren wir sehr eng mit den Universitätskliniken für Orthopädie und Unfallchirurgie, für Innere Medizin III/Abteilung für Rheumatologie sowie für Radiologie und Nuklearmedizin und mit dem Klinischen Institut für Labormedizin. Genau diese interdisziplinäre Zusammenarbeit ermöglicht erst optimale Erfolge in der Prävention, Therapie und Rehabilitation von Rückenschmerzpatienten.

WAS SIND RÜCKENSCHMERZEN?

Im ersten Kapitel gehen wir zunächst darauf ein, wie Rückenschmerzen definiert werden und was sie für uns bedeuten. Daher werden die enorme medizinische und volkswirtschaftliche Relevanz sowie Public-Health-Aspekte in den Mittelpunkt gestellt.

Die Vermittlung anatomischer und physiologischer Grundlagen soll zum besseren Verständnis des Themas „Rücken und Rückenschmerzen" beitragen und Sie als Basis durch dieses Buch führen.

DEFINITION

Rückenschmerzen (Dorsalgien) sind alle Schmerzen im Bereich des Rückens, unabhängig von deren Ursache.

Rückenschmerz oder Dorsalgie im engeren Sinne ist die Bezeichnung für Schmerzen im Bereich der Brustwirbelsäule (BWS-Syndrom).

Die ebenfalls sehr häufigen Schmerzen im Bereich der Lendenwirbelsäule werden als Kreuzschmerzen (Lumbalgie, Lumbago, Low Back Pain, LWS-Syndrom) bezeichnet. Bei in die Extremitäten ausstrahlenden Schmerzen spricht man auch von Ischialgie oder auch von Lumboischialgie.

Schmerzen im Bereich der Halswirbelsäule werden als Nackenschmerzen, Cervicalgie, HWS-Syndrom und Zervikalsyndrom bezeichnet. Bei in die Extremitäten ausstrahlenden Schmerzen spricht man von Brachialgie bzw. Cervicobrachialgie oder auch vom sogenannten (Nacken-)Schulter-Arm-Syndrom.

KLASSIFIKATION NACH DER LOKALISATION DER RÜCKENSCHMERZEN

Man kann Rückenschmerzen nach der Lokalisation, also dem Ort ihres Auftretens, wie folgt einteilen:

Die Lokalisation „Oberer Rücken“ umfasst akute bis chronische Schmerzen im Bereich des Nackens. Diese können in Schultern und Arme sowie in den Hinterkopf ausstrahlen. Ursächlich sind hierfür u. a. Fehlhaltungen, physische und psychische Fehl- und Überbelastungen am Arbeitsplatz sowie auch Bandscheibenvorfälle.

Die Lokalisation „Mittlerer Rücken" betrifft den Bereich der Brustwirbelsäule. Hierfür kommen beispielsweise Muskelverspannungen mit Funktionsstörungen der Rippen-Wirbel-Gelenke (Costovertebralgelenke), aber auch Verletzungen sowie eine fortgeschrittene Osteoporose mit Buckelbildung (Gibbus, „Witwenbuckel") in Frage.

Kreuz- oder Rückenschmerzen stehen für die Lokalisation „Unterer Rücken", d. h. Schmerzen im Bereich der Lendenwirbelsäule zwischen Hüften und Rippenansatz (sogenannter Low Back Pain). Diese Schmerzen sind die häufigsten, da die Lendenwirbelsäule anfälliger für Verletzungen und chronische Schädigungen sowie Bandscheibenvorfälle (ausgelöst u. a. durch Fehlhaltungen, physische und psychische Fehl- und Überbelastungen am Arbeitsplatz) ist.

Nach der Lokalisation werden Rückenschmerzen in die Regionen „Oberer Rücken", „Mittlerer Rücken" und „Unterer Rücken" eingeteilt.

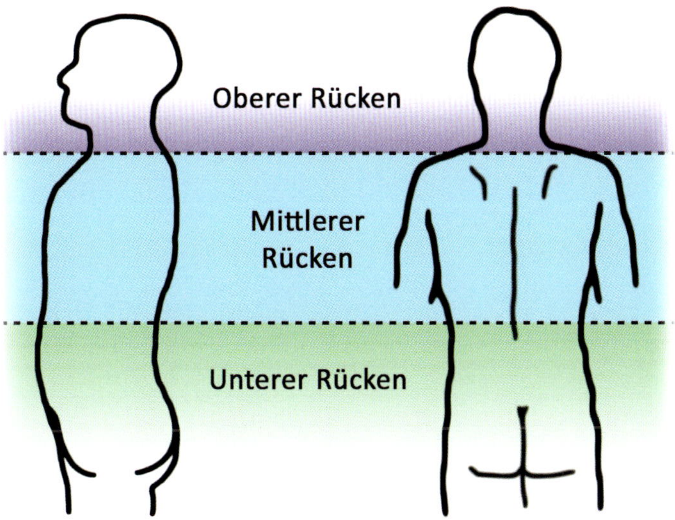

Abb. 1: Klassifikation nach der Lokalisation der Rückenschmerzen

KLASSIFIKATION NACH DER DAUER BZW. DEM STADIUM DER RÜCKENSCHMERZEN

Eine weitere Einteilung von Rückenschmerzen erfolgt nach der Dauer bzw. nach dem Stadium und beschreibt demnach die sogenannte Chronizität von Rückenschmerzen. Man unterscheidet

- akute,
- subakute und
- chronische Kreuz- und Rückenschmerzen.

Von akuten Kreuz- und Rückenschmerzen spricht man, wenn diese zum ersten Mal oder nach mindestens sechs schmerzfreien Monaten auftreten und dabei höchstens sechs Wochen dauern. Akute Kreuz- und Rückenschmerzen bessern sich bei der Mehrzahl der Betroffenen innerhalb weniger Wochen und haben eine sehr gute Prognose.

Wenn die Beschwerden und Symptome länger als fünf, sechs Wochen bis maximal drei Monate anhalten, spricht man von subakuten Kreuz- und Rückenschmerzen.

Als chronische bzw. chronisch rezidivierende (wiederkehrende) Kreuz- und Rückenschmerzen werden Beschwerden und Symptome bezeichnet, die länger als drei Monate dauern. Diese kommen im zunehmenden Alter häufiger vor. Die Betroffenen haben nicht selten Begleiterkrankungen, die dann ebenfalls abzuklären sind.

Man unterscheidet akute (Schmerzdauer 1 bis 4 bzw. max. 6 Wochen), subakute (Schmerzdauer 5 bzw. 6 bis 12 Wochen) und chronische (Schmerzdauer > 12 Wochen bzw. 3 Monate oder episodisch innerhalb von 6 Monaten) Rückenschmerzen.

MEDIZINISCHE UND VOLKSWIRTSCHAFTLICHE RELEVANZ – PUBLIC-HEALTH-ASPEKTE

WAS BEDEUTEN KREUZ- ODER RÜCKENSCHMERZEN FÜR UNS?

Rückenschmerzen sind eine Art Volkskrankheit – sie betreffen beinahe jeden von uns und haben vielfältige Ursachen und Folgen. Neben ihren Auswirkungen auf die Betroffenen haben sie aber auch enorme volkswirtschaftliche Konsequenzen. In unserer modernen westlichen Zivilisation leidet wie erwähnt fast jeder Mensch mindestens einmal im Leben an Kreuz- oder Rückenschmerzen und belastet damit das Gesundheits- und Sozialsystem mit Kosten, die in diesem Ausmaß nicht immer unvermeidbar wären.

LINDERUNG UND VORBEUGUNG

Kreuz- oder Rückenschmerzen sind in der Mehrzahl der Fälle nicht bedrohlich und bedürfen nach Ausschluss gefährlicher Ursachen keiner ausufernden weiterführenden Diagnostik und Therapie. Betroffene können auch selbst sehr viel zur Linderung und Vorbeugung von Kreuz- und Rückenschmerzen beitragen.

Dies reicht von einfachen physikalischen Maßnahmen wie der Wärmeapplikation bis zu gezielten Übungen, die im Rahmen einer Bewegungs- und Trainingstherapie Rückenschmerzen lindern und einem Wiederauftreten vorbeugen können. Eine gezielte Verhaltensprävention umfasst z. B. auch regelmäßige körperliche Aktivitäten im Sinne der nationalen und internationalen Bewegungsempfehlungen für einen gesundheitsförderlichen Lebensstil. Als Verhältnisprävention sind u. a. ergonomisch optimierte Arbeitsplätze und Arbeitsabläufe, aber auch entsprechende Verhältnisse im Bereich Erholung und Freizeit zu betrachten. Eine gute Work-Life-Balance ist jedenfalls anzustreben.

Die Verhältnisprävention nimmt Einfluss auf Gesundheit bzw. Krankheit, indem sie Veränderungen der Lebensbedingungen der Menschen (Arbeit, Familie, Freizeit oder auch Umweltbedingungen) anstrebt, um diese möglichst risikoarm zu gestalten. Die Verhaltensprävention richtet sich auf das individuelle Gesundheitsverhalten, z.B. mit dem Ziel, sich ausreichend zu bewegen, gesund zu ernähren und Kontakte zu pflegen.

BEHANDLUNG VON RÜCKENSCHMERZEN

Etwa 80 % der Rückenschmerzen sind sogenannte unspezifische bzw. nicht-spezifische (ohne komplexe spezifische Ursache und primär nicht gefährliche) Rückenschmerzen, d.h. Schmerzepisoden, bei denen eine gefährliche auslösende Ursache primär nicht fassbar ist.

Der Rest sind Rückenschmerzen mit spezifischen und entsprechend fassbaren organischen Ursachen wie z.B. ein symptomatischer Bandscheibenvorfall, Frakturen, eine schwerwiegende Osteoporose, Tumorabsiedelungen (Metastasen), gewisse Infektionserkrankungen etc.

Bei unspezifischen bzw. nicht-spezifischen Rückenschmerzen soll ärztlicherseits kein Overdoctoring (Überbehandlung mit unnötiger weiterführender Diagnostik und Behandlung) erfolgen. Besonders wichtig ist es hier, auf eine primäre Krankschreibung zu verzichten und die Betroffenen nicht durch Bettruhe in eine kontraproduktive Inaktivität und passive Rolle zu drängen. Vielmehr sind bei unspezifischen bzw. nicht-spezifischen Kreuz- und Rückenschmerzen konventionelle, konservative Maßnahmen durchzuführen und die Patienten zu informieren, dass die Schmerzen nicht gefährlich sind und Bewegung die Schmerzsituation nicht verschlechtert, sondern im Gegenteil sogar verbessert.

Die Maßnahmen umfassen die medikamentöse Schmerztherapie (Analgetika, d.h. schmerzreduzierende Medikamente, und Myotonolytika oder Muskelrelaxantien, die den Muskeltonus herabsetzen und entspannen) sowie physikalisch-medizinische Maßnahmen wie Bewegungs- und Trainingstherapie sowie Wärmeanwendungen, die üblicherweise innerhalb von sechs Wochen zum Erfolg führen. Wenn nach dieser Zeit keine Besserung eingetreten ist, ist eine fachärztliche weiterführende Diagnostik und – je nach auslösender Ursache – Therapie angezeigt.

Die Therapie von chronischem Rückenschmerz wiederum ist die Domäne der Physikalischen Medizin und der sogenannten Interdisziplinären Schmerzmedizin, die Schmerzen und deren Chronifizierung als Folge biopsychosozialer Faktoren sieht. Sie hat die umfassende Behandlung der durch Schmerz eingeschränkten körperlichen, psychischen und sozialen Funktionen der betroffenen Menschen zum Ziel. Dazu zählen u. a. eine Verbesserung der Fitness, Belastungskapazität, Koordination und Körperwahrnehmung sowie eine bessere Kontrolle der individuellen Belastungsgrenzen. Psychotherapeutische Interventionen zielen auf eine Verringerung der emotionalen Beeinträchtigung und auf eine Veränderung des auf Schonung ausgerichteten Krankheitsverhaltens sowie der Einstellungen und Befürchtungen in Bezug auf Aktivität und Arbeitsfähigkeit ab.

BEDEUTUNG FÜR DAS GESUNDHEITS- UND SOZIALSYSTEM

Kreuz- und Rückenschmerzen stellen nicht nur eine individuelle Belastung für die Betroffenen dar, sondern auch eine außerordentliche Belastung für unser Gesundheits- und Sozialsystem, wo sie enorme Kostentreiber sind. Laut Statistik Austria sollen in Österreich rund 1,9 Millionen Erwachsene an chronischen Rückenschmerzen leiden. Allein in Wien fallen pro Jahr rund 174 Millionen Euro für (direkte) Behandlungskosten von chronischen unspezifischen Rückenschmerzen an. In Deutschland werden die direkten medizinischen Kosten pro Betroffenem mit 9.000 Euro pro Jahr beziffert – die indirekten Kosten durch Arbeitsausfall (Krankschreibung, Frühberentungen etc.) sind noch deutlich höher und kommen pro Jahr auf mehr als 20.000 Euro zusätzlich. Nach Infekten der oberen Atemwege folgen die sogenannten muskuloskeletalen Erkrankungen, d. h. Probleme am Bewegungs- und Stützapparat wie Kreuz- und Rückenschmerzen, als zweithäufigste Ursache für Krankenstand und Arbeitsausfall. Menschen mit Mehrfachbelastungen und speziellen Rollen, wie Frauen und Mütter, sind häufig von Rückenschmerzen betroffen. Besonders betroffen sind auch Menschen mit Tätigkeiten am Bildschirmarbeitsplatz, an Supermarktkassen sowie Berufskraftfahrer, Außendienstmitarbeiter, Bau- und Schwerarbeiter. Es handelt sich somit um ein höchst relevantes medizinisches und auch volkswirtschaftliches Problem.

Kreuz- und Rückenschmerzen sind die zweithäufigste Ursache für Krankenstandstage und Arbeitsausfall und damit nicht nur ein individuelles medizinisches, sondern auch ein höchst relevantes sozioökonomisches Problem, das die Gesundheits- und Sozialsysteme der westlichen Welt belastet.

INTERDISZIPLINÄRER UND MULTIPROFESSIONELLER ANSATZ

Einem interdisziplinären und multiprofessionellen Ansatz folgend wird in diesem Buch das Thema Rückenschmerzen daher derart abgehandelt, dass der Darstellung von Basiswissen und der Anatomie mit den anatomischen und physiologischen Grundlagen folgend der Bogen über die Fächer Allgemeinmedizin, Orthopädie und Unfallchirurgie, Physikalische Medizin und allgemeine Rehabilitation, Innere Medizin sowie Arbeitsmedizin bis hin zur Geriatrie gespannt wird und dabei auch die wesentlichen Berufsgruppen Psychologie und Psychotherapie, Physiotherapie und Sportwissenschaft zu Wort kommen. Jede einzelne dieser Disziplinen beleuchtet dabei das Thema Rückenschmerz aus ihrem eigenen Blickwinkel und liefert somit ihren Beitrag zu einem großen Ganzen im Sinne der Prävention, konservativen Therapie und Rehabilitation von Rückenschmerzen. Machen Sie sich als Leser dabei ein Bild von der Sicht und Herangehensweise der Vertreter der einzelnen Bereiche – Sie werden sehen, alle arbeiten gemeinsam und im Team im Sinne Ihrer Rückengesundheit.

ANATOMISCHE UND PHYSIOLOGISCHE GRUNDLAGEN

„Um die Entstehung, Diagnose und Therapie von Rückenschmerzen zu verstehen, sind basale Kenntnisse der Anatomie und der Physiologie, also des Aufbaus und des Funktionierens unseres Körpers, erforderlich."

Lukas Reissig

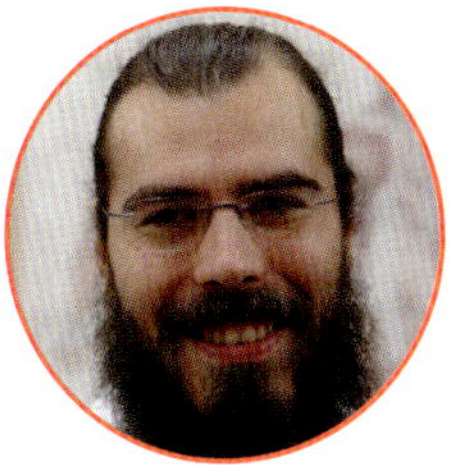

DER RÜCKEN

Aus anatomischer Sicht bezeichnet der Rücken, das sogenannte Dorsum, die Hinterseite des Rumpfes und des Halses. Er erstreckt sich vom Hinterhaupt bis zum Gesäß.

Sein Name findet sich auch in den anatomischen Richtungsbezeichnungen wieder. Wenn beschrieben werden soll, dass sich etwas Richtung Rückseite des Körpers befindet, spricht man von „dorsal" – im Gegensatz zu „ventral", Richtung Bauch (lat. venter) bzw. Vorderseite des Körpers.

KNÖCHERNE GRUNDLAGE

Die knöcherne Grundlage des Rückens bildet die Wirbelsäule. Sie stellt die zentrale Achse des Körpers dar. Während der Embryonalperiode entwickelt sie sich aus einzelnen Segmenten, ein Umstand, den man ihr auch im Erwachsenenalter noch ansieht. Aus diesen Segmenten entstehen die Wirbel, die Einzelknochen der Wirbelsäule, aus deren Verbindungen sich sowohl Stabilität als auch Beweglichkeit der Wirbelsäule ergeben.

Die Form der menschlichen Wirbelsäule ist maßgeblich durch den aufrechten Gang beeinflusst. Im Zuge seiner Entwicklung wurden die oberen Extremitäten von der Aufgabe der Fortbewegung befreit. Jedoch musste sich deshalb der Schwerpunkt des Körpers immer weiter nach hinten verlagern, um zentral über den unteren Extremitäten zu liegen und so einen stabilen Stand zu ermöglichen. Die Konsequenz ist die charakteristische Doppel-S-Form der Wirbelsäule. Die Wirbelsäule ist also nicht gerade, sondern weist Krümmungen nach ventral, sogenannte Kyphosen, und Krümmungen nach dorsal, sogenannte Lordosen, auf (Abb. 2). Eine Krümmung nach links bzw. rechts (Skoliose) ist an der gesunden Wirbelsäule nicht oder nur geringgradig vorhanden.

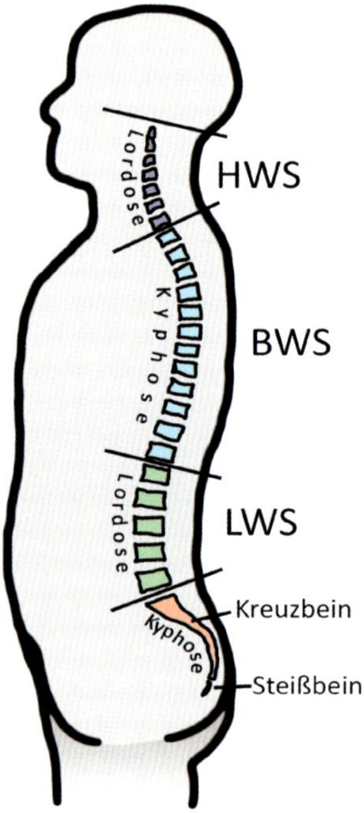

Abb. 2: Abschnitte der Wirbelsäule. Die Wirbelsäule weist in ihren Abschnitten unterschiedliche Krümmungen auf. Halswirbelsäule und Lendenwirbelsäule sind nach dorsal gekrümmt (Lordose). Die Brustwirbelsäule sowie Kreuz- und Steißbein weisen eine Krümmung nach ventral (Kyphose) auf.

Morphologisch können vier Abschnitte der Wirbelsäule beschrieben werden, die sich in ihrer Krümmung, aber auch in der Form ihrer Wirbel und damit hinsichtlich der möglichen Bewegungen unterscheiden.

Unterhalb des Schädels beginnt die **Halswirbelsäule (HWS).** Sie weist eine Lordose auf, ist also nach dorsal gebogen. Die HWS ist generell sehr beweglich. Die obersten zwei Wirbel, Atlas und Axis, weisen eine spezielle Form auf und ermöglichen die Drehung des Kopfes.

Die **Brustwirbelsäule (BWS)** dient als Ankerpunkt für die Rippen, mit denen sie gemeinsam mit dem Brustbein den Brustkorb (Thorax) bildet. Die Rippen sind über Gelenke mit den Wirbeln verbunden und können somit gehoben bzw. gesenkt werden, wie es beispielsweise bei der Atmung geschieht. Die BWS weist eine Kyphose auf, ist also nach ventral gebogen. Ihre Beweglichkeit wird durch den Brustkorb beschränkt.

Die **Lendenwirbelsäule (LWS)** muss die größte Last tragen und besteht daher aus den größten Wirbeln. Sie weist eine Lordose auf. Es sind ist vor allem Beugung, Streckung und Seitneigung möglich, die Rotation dagegen ist aufgrund der Form der Wirbel stark eingeschränkt.

Im Sakralbereich, dem untersten Abschnitt der Wirbelsäule, sind die Wirbel zu einem Knochen, dem **Kreuzbein (Os sacrum)**, verschmolzen. Das Kreuzbein ist nach ventral gekrümmt, hat also eine Kyphose. An seinem unteren Ende schließt das Steißbein an, ein kleiner Knochen aus verschmolzenen Überbleibseln der Schwanzwirbel. Über ein straffes, relativ unbewegliches Gelenk (Iliosakralgelenk) ist das Kreuzbein mit dem Becken verbunden und überträgt dadurch die auf ihm lastende Kraft auf die unteren Extremitäten.

Trotz ihres unterschiedlichen Aussehens in den einzelnen Abschnitten der Wirbelsäule haben die Wirbel einen gemeinsamen Grundbauplan. Ventral liegt der Wirbelkörper, der dem Wirbel die Stabilität gibt. Dorsal liegt der Wirbelbogen; er trägt die zahlreichen Fortsätze des Wirbels, die der gelenkigen Verbindung sowie als Ursprung bzw. Ansatz für Muskeln und Bänder dienen. Zwischen Wirbelkörper und Wirbelbogen liegt das Wirbelloch. Die Wirbellöcher aller Wirbel bilden gemeinsam den Wirbelkanal, durch den das Rückenmark zieht (Abb. 3 und 4).

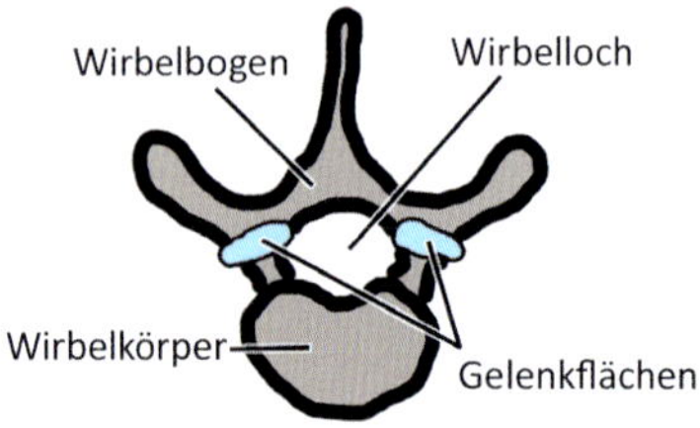

Abb. 3: Grundbauplan eines Wirbels am Beispiel eines Brustwirbels. Ventral liegt der Wirbelkörper. Dorsal liegt der Wirbelbogen. Er trägt zahlreiche Fortsätze, von denen jeweils zwei nach oben und unten gerichtet sind und Gelenkflächen für die Verbindung mit den benachbarten Wirbeln aufweisen. Zwischen Wirbelkörper und Wirbelbogen liegt das Wirbelloch.

KNOCHENVERBINDUNGEN

Jeder Wirbel tritt mit seinen Nachbarn über mehrere Knochenverbindungen in Kontakt. Zwei benachbarte Wirbel mit den sie verbindenden Strukturen werden als Bewegungssegment bezeichnet (Abb. 4). Der Bewegungsumfang in einem einzelnen Bewegungssegment ist verhältnismäßig klein, doch durch das Zusammenspiel sämtlicher Segmente ist die Wirbelsäule ausgesprochen beweglich.

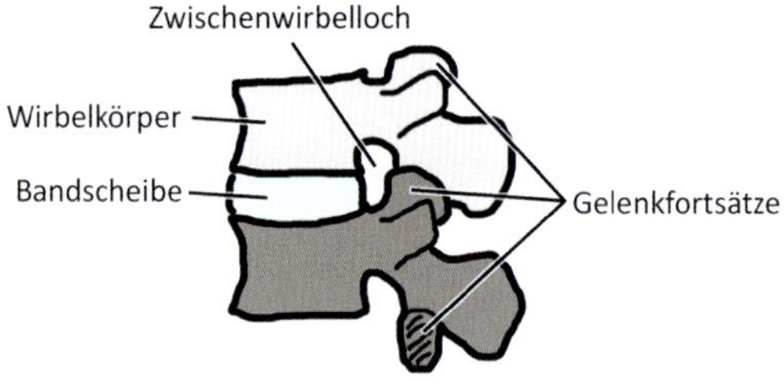

Abb. 4: Bewegungssegment am Beispiel von zwei Lendenwirbeln. Zwei benachbarte Wirbel sind sowohl über die Bandscheiben zwischen den Wirbelkörpern als auch über die Gelenkfortsätze miteinander verbunden. Zwischen ihnen bildet sich das Zwischenwirbelloch, durch das die Spinalnerven den Wirbelkanal verlassen.

Ventral sind die Wirbel über die Bandscheiben verbunden. Die Bandscheiben liegen zwischen den Wirbelkörpern und sind mit diesen verwachsen. Sie bestehen aus Knorpel, wobei ein weicher Kern von einem faserigen Ring umgeben ist. Durch diese Konstruktionsweise funktionieren die Bandscheiben als Stoßdämpfer und können sich während der Bewegungen der Wirbelsäule verformen. Die Länge der Wirbelsäule ist also nicht nur von der Höhe der Wirbelkörper, sondern auch wesentlich von der Höhe der Bandscheiben bestimmt. Da sich der Flüssigkeitsgehalt der Bandscheiben durch die mechanische Belastung über den Tag verringert, ist die Körpergröße abends etwas geringer als morgens. Auch generell nimmt die Höhe der Bandscheiben im Laufe des Lebens ab.

Dorsal sind auch die Wirbelbögen miteinander verbunden. Jeweils zwei Gelenkfortsätze ragen zu diesem Zweck nach oben und unten und bilden miteinander ein Gelenk. Die unterschiedliche Orientierung der Gelenkflächen resultiert in der unterschiedlichen Beweglichkeit in den Abschnitten der Wirbelsäule.

Im Gegensatz zur freien Wirbelsäule sind die sakralen Wirbel zum Kreuzbein verschmolzen. Sowohl die Wirbelkörper als auch die Wirbelbögen sind miteinander verknöchert, sodass keine Bewegung möglich ist.

Die einzelnen Knochen der Wirbelsäule werden außerhalb der Bandscheiben von zahlreichen Bändern zusammengehalten. Diese Bänder begrenzen ebenfalls die Beweglichkeit der Wirbelsäule.

MUSKULATUR

Um die knöchernen Strukturen bewegen zu können, ist der sogenannte aktive Bewegungsapparat, also die Muskulatur, nötig. Neben der „eigentlichen" oder autochtonen Rückenmuskulatur wirken auf den Rücken auch Muskeln, die zur oberen Extremität ziehen, sowie andere Muskelgruppen wie die Bauchmuskulatur und der Beckenboden (Abb. 5).

Autochthone Rückenmuskulatur

Die autochthone Rückenmuskulatur besteht aus einer Vielzahl von Muskelzügen, welche die Fortsätze verschiedener Wirbel miteinander verbinden. Sie verläuft beidseits der Wirbelsäule über den gesamten Rücken. Die einzelnen Muskeln erstrecken sich vom Becken bis hinauf zum Schädel und werden als Musculus erector spinae, als „Aufrichter der Wirbelsäule", zusammengefasst. Bei beidseitiger Aktivierung wirken sie als Rückenstrecker und richten die

Wirbelsäule auf, einseitig aktiviert führen die einzelnen Muskelzüge zu einer Rotation oder Seitwärtsneigung des Rumpfs. Die autochthone Rückenmuskulatur erfüllt auch eine wichtige statische Funktion und stabilisiert die Wirbelsäule beim Halten einer Position. Länger dauernde Fehlhaltungen können daher zu einer lokalisierten Verspannung der Rückenmuskulatur führen.

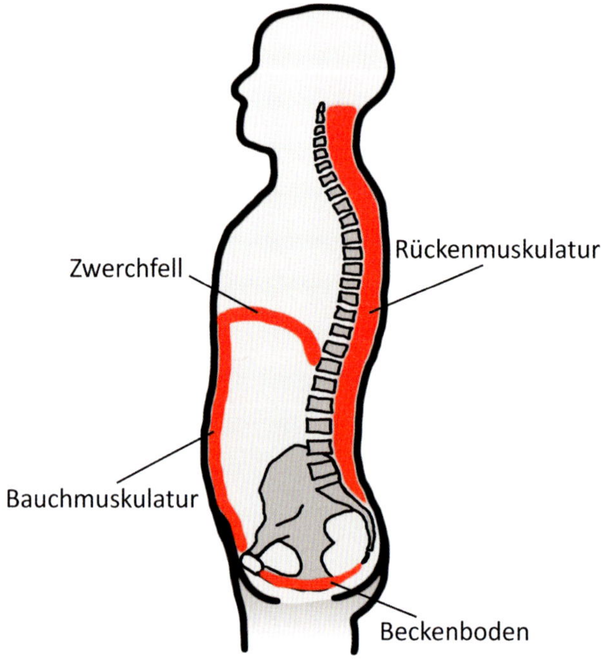

Abb. 5: Zusammenspiel der beteiligten Strukturen – Muskelgruppen mit Bezug zur Wirbelsäule. In Längsrichtung verlaufen Rücken- und Bauchmuskulatur, annähernd horizontal Beckenboden und Zwerchfell.

Bauchmuskulatur
Die Bauchmuskulatur verläuft vereinfacht gesagt vom Brustkorb zum Becken und bildet die Bauchwand. Sie beugt den Rumpf nach vorne und ist damit bei der Beugung/Streckung der Gegenspieler der Rückenmuskulatur. Bei der Rotation und Seitneigung wirkt die Bauchmuskulatur mit der Rückenmuskulatur zusammen. Auch spielt die sogenannte Bauchpresse, das Anspannen sämtlicher Bauchmuskeln, eine wichtige Rolle bei der Stabilisierung des Rumpfs, z. B. beim Heben schwerer Lasten.

Beckenboden
Der Beckenboden schließt die Beckenhöhle nach unten ab. Er besteht aus zwei Muskelplatten und wirkt dem Gewicht der Beckenorgane entgegen. Außerdem spielt er eine wichtige Rolle für die Kontinenz, indem er die willkürlichen Schließmuskeln um Harnröhre und Anus bildet. Er spannt sich zwischen Becken und Kreuz- bzw. Steißbein auf und verbindet damit gewissermaßen die Bauch- und die Rückenmuskulatur. Deshalb können sich Probleme des Beckenbodens auch auf den Rücken auswirken.

NERVENSYSTEM

Eine wichtige Rolle kommt dem Rücken auch in Bezug auf das Nervensystem zu.

Das Nervensystem kann in zwei große Teile gegliedert werden:

- Das **Zentralnervensystem (ZNS)**, bestehend aus Gehirn und Rückenmark, ist für die Generierung und Verarbeitung von Nervensignalen zuständig. Es liegt von Knochen geschützt im Schädel respektive im Wirbelkanal und ist von Flüssigkeit, dem Liquor, umspült.

- Das **periphere Nervensystem (PNS)** umfasst die Nerven, die vom ZNS ausgehend durch den Körper ziehen. Diese enthalten sowohl Nervenfasern, die Signale vom ZNS Richtung Peripherie leiten – etwa die motorischen Fasern für die Versorgung von Muskeln –, als auch Nervenfasern, die Signale aus der Peripherie Richtung ZNS leiten, etwa die sensiblen Fasern der Haut oder auch Schmerzfasern.

Das Rückenmark verläuft im Wirbelkanal zwischen Wirbelkörper und Wirbelbogen. Von ihm ausgehend ziehen als Teil des PNS die sogenannten Spinalnerven in die Peripherie. Wie die Wirbelsäule ist auch das Rückenmark in Segmente gegliedert. Pro Segment entsteht links und rechts jeweils ein Spinalnerv. Um aus dem Wirbelkanal gelangen zu können, treten die Spinalnerven zwischen zwei benachbarten Wirbeln aus einem Loch, dem Zwischenwirbelloch, aus. Dieses wird von den Wirbelkörpern, den Wirbelbögen, den Gelenkfortsätzen und der Bandscheibe dieser Wirbel begrenzt (Abb. 4). Es besteht hier also ein enges Naheverhältnis zwischen Nervensystem und Bewegungsapparat, das unter Umständen auch zu Problemen führen kann. Sowohl knöcherne Veränderungen und lokale Entzündungen als auch muskuläre Probleme oder Vorwölbungen der Bandscheiben können die ohnehin beengten Verhältnisse für die Nerven weiter einengen und so zu Schmerzen und in weiterer Folge zu neurologischen Ausfällen, wie Sensibilitätsstörungen oder Muskelschwäche, führen. Das Gleiche gilt auch für das Rückenmark, das bei Einengungen im Wirbelkanal geschädigt werden kann.

SCHMERZ

Schmerz ist grundsätzlich ein wichtiger Schutzmechanismus des Körpers. Er ist das Resultat sensibler Signale, die von speziellen Nervenzellen detektiert und an das ZNS weitergeleitet werden. Diesen Prozess nennt man Nozizeption.

Im Gehirn werden diese Signale interpretiert und weiterverarbeitet. Das Ergebnis kann als Schmerz wahrgenommen werden. Dieser wird außerdem emotional negativ eingefärbt, was dazu führt, dass Schmerz als etwas Unangenehmes empfunden wird, das es zu vermeiden gilt. Der Schmerz entsteht also im Gehirn, doch nicht jedes potenziell schmerzhafte Ereignis muss zwangsläufig zur Schmerzempfindung führen.

In der Peripherie werden potenziell schmerzhafte Reize über freie Nervenendigungen wahrgenommen und erzeugen eine Erregung in einer Nervenzelle des PNS. Diese Erregung wird über den Spinalnerv in das Rückenmark geleitet, wo sie auf Nervenzellen des ZNS umgeschaltet wird. Bei dieser Umschaltung erfolgt bereits eine Verarbeitung. Schmerzreize, die unter einer gewissen Schwelle liegen, werden gar nicht an das ZNS weitergegeben. Reize, die diese

Schwelle überschreiten, werden über das Rückenmark ins Gehirn geleitet. Dort sind mehrere Gehirnareale für die Verarbeitung der unterschiedlichen Teilbereiche der Schmerzwahrnehmung zuständig: Erstens wird die Qualität, Intensität und Lokalisation des Schmerzes detektiert. Diese Aufgabe übernimmt jenes Hirnareal, das auch die übrigen sensiblen Informationen des Körpers verarbeitet. Zweitens werden dem Schmerz negative Emotionen zugeordnet, eine Funktion, die vom sogenannten limbischen System, einer funktionellen Einheit aus mehreren Hirnarealen, die generell für die Verarbeitung von Emotionen zuständig ist, übernommen wird. Drittens hat Schmerz auch eine vegetative Komponente; so können starke Schmerzen auch Begleiterscheinungen wie Blutdruckabfall, Schwitzen oder Übelkeit auslösen. Zuletzt wird der Schmerz mit Erfahrungen aus der Vergangenheit verglichen und Vermeidungskonzepte, wie z. B. die Vermeidung bestimmter Situationen oder eine Schonhaltung nach einer Verletzung, werden erarbeitet.

In die Schmerzwahrnehmung sind aber nicht nur in das ZNS aufsteigende Bahnen involviert, sondern auch absteigende Bahnen, die den Schmerz modulieren können.

Das geschieht vor allem im Rückenmark, bei der Umschaltung der Nervenimpulse von der peripheren auf die zentrale Nervenzelle. Hemmende Signale oder körpereigene Substanzen können diese Weiterleitung erschweren und damit die Schmerzwahrnehmung verringern oder sogar komplett unterbinden.

Andererseits kann hier aber auch eine Sensibilisierung stattfinden. Starke Erregungen der Schmerzfasern führen dazu, dass die Nervenzellen im Rückenmark sensibilisiert werden. Ein ursprünglich unterschwelliger Schmerzreiz überschreitet die nun niedrigere Schmerzschwelle und wird dadurch über das Rückenmark weitergeleitet und als Schmerz wahrgenommen. Da diese Sensibilisierung über ähnliche Mechanismen abläuft wie jene, die bei der Gedächtnisbildung eine Rolle spielen, spricht man auch vom „Schmerzgedächtnis". Dadurch können ursprünglich akute Schmerzen, die eine adäquate Reaktion auf einen auslösenden Reiz waren, zu chronischen Schmerzen werden, die ihren Sinn als Warnmechanismus verfehlen.

EXKURS:
RÜCKENSCHMERZ UND BECKENBODEN

Der Beckenboden ist der bindegewebig-muskulöse Boden der Beckenhöhle, der u. a. durch den sogenannten Levator-ani-Muskel gebildet wird.

Der Beckenboden verschließt das Becken nach unten hin, trägt die inneren Organe und ermöglicht so die aufrechte Körperhaltung.

Bei einer Schwangerschaft ist der Beckenboden die wichtigste Stütze für die Gebärmutter und das Ungeborene. Die Beckenbodenmuskulatur kann gezielt trainiert und gestärkt werden. So können Frauen beispielsweise dazu beitragen, dass der Beckenboden den Belastungen einer Schwangerschaft standhält und seine Funktion bewahrt.

Die Beckenbodenmuskulatur arbeitet in ihrer Funktion mit der Atemmuskulatur (insbesondere dem Zwerchfell) sowie mit den Rücken- und Bauchmuskeln zusammen.

Das Zwerchfell ist neben dem Beckenboden eine zweite wichtige quer verlaufende Struktur, die den Bauchraum nach oben hin gegen die Brusthöhle abschließt. Der Beckenboden hebt und senkt sich normalerweise parallel zum Zwerchfell. Dieses Wechselspiel aus Anspannung und Entspannung ist für die richtige Funktion der Organe, die mit dem Beckenboden in Verbindung stehen (Blase, Darm, Geschlechtsorgane, Harnröhre), wichtig. Eine Funktionsstörung des Beckenbodens beeinflusst daher direkt die Funktion der Beckenorgane und umgekehrt.

Der Beckenboden sorgt dafür, dass die Schließmuskeln von Blase und Darm funktionieren, und ist an einer lustvollen Sexualität beteiligt.

Auch mit der Rückenmuskulatur ist der Beckenboden eng verbunden. Der Musculus transversus abdominis (ein schräg verlaufender, tiefer Bauchmuskel) und die Musculi multifidi (tiefe Rückenmuskeln) gelten gemeinsam mit dem

Beckenboden als wichtige lokale Stabilisatoren der Wirbelsäule. Der Beckenboden stabilisiert die Wirbelsäule dabei indirekt, indem er den Druck in der Bauchhöhle erhöht. Die Stabilität der Kreuzdarmbeingelenke wird durch die Gelenksform, aber auch durch die lokale Muskulatur, insbesondere den Beckenboden und den Musculus transversus abdominis, gewährleistet. So werden das Gewicht der Wirbelsäule auf die Beine übertragen, Stöße abgefedert, der Gang optimiert und die lumbale Beckenregion stabilisiert. Es gibt Hinweise darauf, dass ein Training der Bauchmuskulatur (u.a. des Musculus transversus abdominis) und ein Beckenbodentraining durch eine bessere Stabilisierung von Lendenwirbelsäule bzw. Rumpf Schmerzen im unteren Rücken reduzieren können.

Wenn die Funktion des Beckenbodens gestört ist (Beckenbodendysfunktion), kann das zu verschiedenen Krankheitsbildern führen. Ist die Beckenbodenmuskulatur zu schwach (sogenannte hypotone Beckenbodendysfunktion), kann eine (Harn oder Stuhl-)Inkontinenz oder eine Senkung der inneren Organe (z.B. eine Gebärmuttersenkung) die Folge sein. Hier ist das Ziel der Behandlung, die Beckenbodenmuskulatur zu trainieren und zu kräftigen, beispielsweise durch physiotherapeutisch angeleitetes Beckenbodentraining, Biofeedback (unterstützt die Wahrnehmung des Beckenbodens) und Elektrotherapie (Neuromuskuläre Elektrostimulation). Auf der anderen Seite gibt es Beschwerdebilder, bei denen eine Verspannung der Beckenbodenmuskulatur vorliegt (hypertone Beckenbodendysfunktion), die allerdings auch mit einer Beckenbodenschwäche verbunden sein kann. Ein zu hoher Spannungszustand der Beckenbodenmuskulatur liegt typischerweise beim chronischen Beckenschmerzsyndrom – insbesondere bei myofaszialem Beckenschmerz – vor. Auf dieses Krankheitsbild wird weiter unten näher eingegangen. Auch hier helfen u.a. angeleitete Beckenbodengymnastik und Training, Biofeedback und weitere Formen von physikalischer Therapie.

ZUSAMMENFASSUNG

Man unterscheidet akute, subakute und chronische Kreuz- und Rückenschmerzen. Schmerzen im Bereich der Halswirbelsäule werden als Nackenschmerzen, Schmerzen im Bereich der Brustwirbelsäule als Rückenschmerz im engeren Sinne und Schmerzen im Bereich der Lendenwirbelsäule als Kreuzschmerzen bezeichnet.

Kreuz- oder Rückenschmerzen sind sehr häufig und haben einen enormen Einfluss auf unsere Lebensqualität und Mobilität. Als zweithäufigste Ursache für Krankenstandstage und Arbeitsausfall stellen sie ein höchst relevantes volkswirtschaftliches Problem dar, das unser Gesundheits- und Sozialsystem belastet.

Kreuz- oder Rückenschmerzen sind in der Mehrzahl der Fälle nicht bedrohlich und benötigen kein Übermaß an Diagnostik und Therapie. In diesen Fällen können Betroffene sehr viel selbst zur Schmerzbekämpfung, aber auch zur Vorbeugung beitragen.

Kenntnisse der Anatomie und der Physiologie, also des Aufbaus und des Funktionierens unseres Körpers, insbesondere des Achsenskeletts sowie des Zusammenspiels beteiligter Muskelgruppen, helfen, die Entstehung, Diagnose, Therapie und Rehabilitation von Rückenschmerzen besser zu verstehen.

RÜCKENSCHMERZ INTERDISZIPLINÄR UND MULTIPROFESSIONELL BEHANDELN

Das Thema Rückenschmerz geht uns alle an und betrifft viele beteiligte medizinische Disziplinen sowie unterschiedliche beteiligte Berufsgruppen – es ist also eine interdisziplinäre und multiprofessionelle Angelegenheit. In diesem Kapitel kommen folglich zahlreiche Expertinnen und Experten zu Wort. Sie beleuchten das Thema aus ihrem jeweiligen spezialisierten Blickwinkel, sodass Sie als Leser ihr geballtes Wissen auf wenigen Seiten zur Hand haben.

Sie finden Ausführungen aus den Bereichen der medizinischen Sonderfächer Allgemeinmedizin, Orthopädie und Unfallchirurgie, Physikalische Medizin und allgemeine Rehabilitation, Innere Medizin, Arbeitsmedizin und Organisationsmedizin sowie von Spezialisten aus Arbeits- und Organisationspsychologie, Klinischer Psychologie und Gesundheitspsychologie, Physiotherapie und Sportwissenschaft.

Als Team arbeiten diese Spezialistinnen und Spezialisten u. a. an der Universitätsklinik für Physikalische Medizin, Rehabilitation und Arbeitsmedizin der Medizinischen Universität Wien gemeinsam an der Klärung der Ursachen und Behandlung von Rückenschmerzen.

Sie werden erkennen, dass die meisten Fakten in den unterschiedlichen Fach- und Berufsgruppen die Basis für die Herangehensweise ans Thema Rückenschmerz bilden und dementsprechend immer wiederkehren. Zugleich bietet jede Fach- und Berufsgruppe Besonderheiten im Umgang mit Rückenschmerzen, die ihre Begründung in der Spezialisierung haben und zum ganzheitlichen Behandlungserfolg beitragen können – im Sinne einer interdisziplinär und über die Professionen hinweg gelebten State-of-the-Art-Medizin.

RÜCKENSCHMERZ AUS SICHT DER ALLGEMEINMEDIZIN

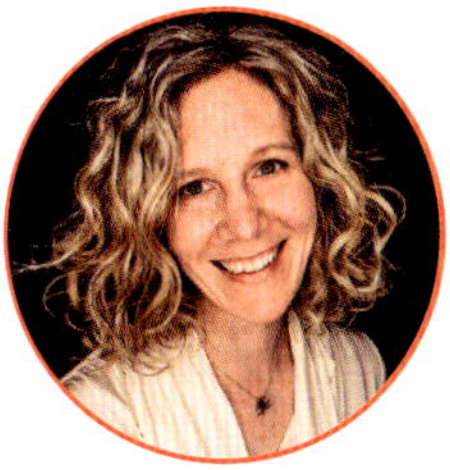

„84% der Erwachsenen leiden irgendwann in ihrem Leben unter Kreuz- und Rückenschmerzen. Rückenschmerzen sind damit einer der häufigsten Gründe für eine Vorstellung in der allgemeinmedizinischen Praxis. Die langfristige Prognose für Schmerzen im unteren Rücken ist im Allgemeinen günstig, in den meisten Fällen bessern sich die Schmerzen unabhängig von einer spezifischen Behandlung.“

Barbara Wagner

Zumeist kommt es bei akuten nicht-spezifischen Kreuz- und Rückenschmerzen innerhalb der ersten vier Wochen zu einer raschen Besserung der Schmerzen und Funktionseinschränkungen und die Arbeitsfähigkeit ist wieder gegeben. Wenn Rückenschmerzen über die akute Phase (vier Wochen) hinaus bestehen, spricht man von einem subakuten (Dauer vier bis zwölf Wochen) oder chronischen Rückenschmerz (anhaltende Schmerzen über mehr als zwölf Wochen). Schätzungen, wie viele Patienten mit akuten Rückenschmerzen in der allgemeinmedizinischen Versorgung einen chronischen Verlauf entwickeln, variieren und werden mit 5 bis 20% angegeben.

Kreuz- und Rückenschmerzen sind einer der häufigsten Gründe für eine Vorstellung in der allgemeinmedizinischen Praxis. Die langfristige Prognose ist prinzipiell günstig.

Häufig verwendete Begriffe für Kreuzschmerzen sind „Lumbago“ für Kreuzschmerzen ohne spezifische Ursache oder „Lumboischialgie“, wenn die Kreuzschmerzen entlang des Versorgungsgebiets einer Rückenmarksnervenwurzel in das Bein ausstrahlen.

Von einer „Radikulopathie“ spricht man, wenn Symptome durch Bedrängung mit Irritation (Reizung) einer Rückenmarksnervenwurzel auftreten. Am häufigsten geschieht das durch einen Bandscheibenvorfall. Radikulopathien im Bereich der Lendenwirbelsäule treten am häufigsten in den untersten Segmenten (Nervenwurzeln L5, S1) auf. Symptome können umschrieben lokalisierte Schmerzen, eine Schwäche gewisser Muskelgruppen, ein umschriebenes Taubheitsgefühl im Bereich der Beine und ein Ausfall bestimmter Reflexe sein. Diese Ausfallserscheinungen betreffen nicht das gesamte Bein, sondern nur den Bereich, der von der jeweiligen Nervenwurzel versorgt wird.

„Ischiasschmerz“ ist ein unspezifischer Begriff, der landläufig zur Beschreibung einer Vielzahl von Bein- oder Rückenschmerzen verwendet wird. Normalerweise bezieht sich der Begriff auf einen scharfen oder brennenden Schmerz, der vom Gesäß nach unten, entlang des Verlaufs des Ischiasnervs (Rückseite bzw. Außenseite des Beins bis hinunter zum Knöchel oder Fuß) zieht. Die meisten Ischiasschmerzen sind auf eine Radikulopathie der Wurzeln L5 oder S1 durch einen Bandscheibenvorfall zurückzuführen.

RISIKOFAKTOREN FÜR KREUZSCHMERZEN

Zu den Risikofaktoren für Rückenschmerzen zählen u. a. Rauchen, Übergewicht, Alter, weibliches Geschlecht, falsche Bewegungsabläufe und Fehlhaltungen, körperlich anstrengende oder sitzende Tätigkeit, Bewegungsmangel, ungünstige Arbeitsplatzgestaltung, psychisch anstrengende Arbeit und psychologische Faktoren wie Stress, Angst oder Depression.

Risikofaktoren für die Entwicklung chronischer Rücken- und Kreuzschmerzen sind schlechte Schmerzbewältigungsstrategien, höhergradige Funktionseinschränkungen, ein schlechter allgemeiner Gesundheitszustand, das Vorhandensein psychiatrischer Erkrankungen oder nicht-organische Symptome. Zu den schlechten Schmerzbewältigungsstrategien gehören das Vermeidungsverhalten (die Vermeidung alltäglicher oder empfohlener Aktivitäten aus Angst, dadurch Schmerzen zu verschlimmern oder die Genesung zu behindern) und das „Katastrophisieren“ mit negativen Vorstellungen über Schmerzen oder Krankheiten, die dazu führen, dass Patienten an ein schlimmstmögliches Ergebnis glauben.

URSACHEN

Nicht-spezifischer (unspezifischer) Rückenschmerz

Es gibt viele mögliche Ursachen für Kreuzschmerzen, sie sind aber nur in seltenen Fällen Symptome einer ernsten Erkrankung. Die meisten Patienten, die in eine allgemeinmedizinische Praxis kommen, leiden unter einem sogenannten nicht-spezifischen Rückenschmerz. Das bedeutet, dass keine bestimmte Grunderkrankung zuverlässig identifiziert werden kann. Meist liegt ein funktioneller Rückenschmerz vor, der durch Überlastung von Muskulatur, Bändern und Sehnen verursacht wird, beispielsweise durch einseitige Belastung, Bewegungsmangel, stereotype Haltungsmuster, Übergewicht oder falsches Training bzw. Leistungssport. Oft spielen auch psychosoziale Faktoren eine Rolle. In den meisten Fällen sind diese Episoden von Rückenschmerz selbstlimitiert und bessern sich innerhalb weniger Wochen.

Spezifischer Rückenschmerz

In jenen weitaus selteneren Fällen, in denen eine spezifische Ursache vorliegt, spricht man von einem spezifischen Rückenschmerz. Bei unter 1% der Patienten, die in der allgemeinmedizinischen Versorgung mit Schmerzen im Bereich des unteren Rückens vorstellig werden, liegt eine schwerwiegende oder systemische Ursache vor. Das können Erkrankungen sein wie beispielsweise

- Absiedelungen eines Tumors in den Knochen (Knochenmetastasen) oder
- ein Multiples Myelom (häufigster Tumor des Knochenmarks bzw. des Knochens),
- ein sogenanntes Cauda-Equina-Syndrom (neurologischer Notfall durch Quetschung der untersten Rückenmarksnervenwurzeln),
- eine Entzündung von Wirbelkörper/Bandscheibe (Spondylodiszitis) oder
- eine (eitrige) Entzündung des Rückenmarksraumes (spinaler epiduraler Abszess).

Nahezu alle diese Patienten mit schwerer Grunderkrankung haben gewisse Risikofaktoren (beispielsweise eine Tumorerkrankung in der Vorgeschichte) oder zusätzliche Symptome (z. B. neurologische Ausfallerscheinungen).

Weniger als 10% der Patienten, die mit Kreuzschmerzen in allgemeinmedizinische Praxen kommen, haben eine ebenfalls spezifische, aber weniger schwerwiegende Ursache für ihre Schmerzen. Dazu gehören beispielsweise osteoporotisch bedingte Wirbelkörpereinbrüche, die auch ohne Vorgeschichte eines vorangegangenen Sturzes oder einer Verletzung auftreten können.

Weiters kann ein symptomatischer Bandscheibenvorfall (Radikulopathie), ein Wirbelgleiten, eine Spinalkanalstenose (Wirbelkanalverengung) oder eine chronisch-rheumatische Erkrankung (Morbus Bechterew) vorliegen. Die Schmerzen können auch durch Verschleißerscheinungen im Bereich der kleinen Wirbelgelenke (Facettengelenksarthrosen) bedingt sein. Auch Fehlstellungen der Wirbelsäule (Skoliose – seitliche Verkrümmung oder Rundrücken) können die Rückenschmerzen verursachen.

i

Auf die weitaus selteneren spezifischen Ursachen von Rückenschmerz wird im orthopädischen Abschnitt des Buches näher eingegangen („Rückenschmerz aus Sicht der Orthopädie und Unfallchirurgie“).

Daneben können auch Erkrankungen von Organen außerhalb der Wirbelsäule schmerzhaft in den Rücken ausstrahlen. Diese Krankheiten sind allerdings oft mit weiteren organbezogenen Beschwerden verbunden. Dazu zählen beispielsweise Herzerkrankungen (Herzinfarkt), Lungenerkrankungen (Lungeninfarkt, Lungenfellentzündung), Nierenerkrankungen (Nierenkolik, Nierensteine, Nierenbeckenentzündung), Gallenblasenerkrankungen (Gallenkolik), Gefäßerkrankungen (Aufweitung der Bauchschlagader: Aortenaneurysma), eine Bauchspeicheldrüsenentzündung oder ein Herpes Zoster.

Auch psychologische Faktoren, d. h. seelische Belastungen, können zur Schwere der Rückenschmerzen beitragen oder eine wesentliche Ursache von unspezifischem Rückenschmerz sein.

In der allgemeinmedizinischen Versorgung ist es wichtig, die auf einer Grunderkrankung beruhenden Schmerzen zu erkennen, um rasch eine entsprechende Versorgung einzuleiten und gefährliche Verläufe abzuwenden. Dazu führt der

Arzt ein Gespräch zur Erhebung der Beschwerden, Risikofaktoren und Grunderkrankungen (Anamnese) und eine körperliche Untersuchung durch. Falls notwendig, veranlasst er auch eine weiterführende Diagnostik bzw. eine fachärztliche Vorstellung.

ANAMNESE

Im gemeinsamen Gespräch erfragt der Arzt die aktuellen Beschwerden (wie Lokalisation, Intensität, Ausstrahlung, Beginn, Verlauf, Dauer, bessernde bzw. verschlechternde Faktoren, vorangehende Schmerzepisoden, Beeinträchtigung bei täglichen Verrichtungen), Vorerkrankungen, Medikamente und das Vorliegen von Risikofaktoren.

Folgende Begleitsymptome oder Vorerkrankungen sind bei akuten Kreuzschmerzen Warnhinweise für eine spezifische Ursache mit dringendem Handlungsbedarf (sogenannte „Red Flags“ oder „Rote Flaggen“):

- Verdacht auf Wirbelbruch: schwerwiegende Verletzung, Sturz in der Vorgeschichte; Osteoporose und „Bagatell“-Verletzung wie schweres Heben oder Niesen; systemische Cortisonbehandlung

- Verdacht auf einen Tumor: Alter > 50 Jahre; Tumorleiden in der Vorgeschichte; starker nächtlicher Schmerz; Schmerz mit Verschlechterung in Rückenlage; Fieber, Nachtschweiß und ungewollter Gewichtsverlust (sogenannte „B-Symptomatik“), Verschlechterung des Allgemeinzustandes

- Verdacht auf Infektion: Fieber, Nachtschweiß, ungewollter Gewichtsverlust („B-Symptomatik“), Verschlechterung des Allgemeinzustandes; starker nächtlicher Schmerz; durchgemachte bakterielle Infektion; zurückliegende Infiltrationsbehandlung der Wirbelsäule; Immunsuppression; intravenöser Drogenkonsum; konsumierende Grunderkrankungen

- Verdacht auf Radikulopathie und sogenanntes Cauda-Equina-Syndrom: Schmerzausstrahlung in eines oder beide Beine, ggf. verbunden mit Gefühlsstörungen und Schwächegefühl

- ausgeprägte oder zunehmende Lähmung, Gefühlsstörung im Rückenmarksnervenwurzel-Ausbreitungsgebiet

- Nachlassen des Schmerzes und zunehmende Lähmung bis zum Funktionsverlust des betroffenen Muskels (sogenannter „Nervenwurzeltod“)

- Cauda-Equina-Syndrom: schlaffe Lähmung der Beinmuskulatur, plötzlich einsetzende Blasen- und/oder Mastdarmstörung (Harnverhalt bzw. Harninkontinenz durch Überlaufblase, Stuhlinkontinenz), Gefühlsstörung im „Reithosengebiet“ im Anus-/Dammbereich

- Verdacht auf rheumatische Grunderkrankung (Morbus Bechterew): Alter < 45 Jahre, schleichender Beginn, Dauer > 3 Monate; Morgensteifigkeit, Nachtschmerz mit Besserung beim Aufstehen, Besserung der Beschwerden bei Bewegung, fehlende Besserung im Liegen oder in Ruhe (gemeinsam mit weiteren Faktoren wie positiver Familienanamnese, bestimmten Laborparametern wie z. B. HLA-B27, weiteren Symptomen und auffälligen Befunden im Röntgen bzw. MRT)

Stress- und Belastungsfaktoren
Auch **soziale, psychologische und arbeitsbedingte Stress- und Belastungsfaktoren** können eine Rolle spielen und sollten bereits in der ersten Patientenbefragung angesprochen werden, sind aber insbesondere bei einem Bestehen der Beschwerden über vier Wochen zu erfragen. Auf diese psychosozialen und arbeitsplatzbezogenen Faktoren wird andernorts noch näher eingegangen, da es Faktoren sind, die zu einer **Chronifizierung der Schmerzen** beitragen können (**„Yellow Flags“, „Blue Flags“, „Black Flags“**).

KÖRPERLICHE UNTERSUCHUNG

Auch in der körperlichen Untersuchung geht es vorrangig um das Erfassen von Kriterien, die Hinweise auf eine spezifische Ursache für die Rückenschmerzen geben und eine weiterführende Abklärung und das Hinzuziehen eines Spezialisten notwendig machen.

Hier können beispielsweise folgende Untersuchungen stattfinden:

- Begutachtung der Haltung (hier kann z. B. ein Rundrücken oder eine Skoliose festgestellt werden) und des Gangbildes

- Beweglichkeitsprüfung der Wirbelsäule (Einschränkungen z. B. bei Morbus Bechterew)

- Ertasten von Muskelverspannungen bzw. Verhärtungen

- Druckschmerz, Klopfschmerz der Wirbelsäule (als möglicher Hinweis auf eine Entzündung im Bereich der Wirbelsäule, Knochenmetastasen oder einen osteoporotischen Wirbeleinbruch)

- eine neurologische Untersuchung mit Beurteilung von Reflexen, Kraft, Gefühl und Gang (zum Feststellen von neurologischen Ausfällen, beispielsweise bei einem Bandscheibenvorfall mit Druck auf eine Nervenwurzel)

- Nervendehnungszeichen wie das Lasègue-Zeichen (sogenannter Wurzeldehnungsreiz; Anheben des gestreckten Beines in der Hüfte beim liegenden Patienten, ein einschießender Dehnungsschmerz im Bereich der Beinrückseite gilt als möglicher Hinweis auf eine Entzündung im Bereich der Nervenwurzel bei einem Bandscheibenvorfall im unteren Lendenwirbel- oder oberen Sakralbereich)

- Weiters werden je nach Beschwerden angrenzende Gelenke (Hüfte, Kreuz-Darmbeingelenke etc.) und Regionen (Bauch, Brustkorb, Beingefäße etc.) zusätzlich mituntersucht.

Bei der Erstvorstellung ist das vorrangige Behandlungsziel die akute Schmerzlinderung und der Erhalt der Alltagsaktivitäten mit Wiederherstellung bzw. Erhalt von Teilhabe, Arbeits- und Erwerbsfähigkeit. Ein wichtiges Ziel ist es auch, eine Chronifizierung von Schmerzen zu vermeiden.

Gleichzeitig ist der Ausschluss einer gefährlichen Erkrankung wichtig. Liegen Warnhinweise („Red Flags“) in der Anamnese oder körperlichen Untersuchung vor, sollten je nach Verdachtsdiagnose und Dringlichkeit weitere Untersuchungen (Labor, Bildgebung, Facharzt) veranlasst werden.

Beim Allgemeinmediziner liegt die Verantwortung, nötigenfalls rechtzeitig die notwendigen diagnostischen Schritte einzuleiten und an Fachdisziplinen wie Orthopädie, Unfallchirurgie, Neurochirurgie, Physikalische Medizin und allgemeine Rehabilitation, Neurologie, Innere Medizin oder Psychiatrie und Psychologie zu überweisen.

WEITERFÜHRENDE DIAGNOSTIK

Bildgebung
Wenn keine besorgniserregende Krankengeschichte vorliegt und die körperliche Untersuchung keine auffälligen Befunde zeigt, ist bei Erstvorstellung wegen akuter Kreuz- und Rückenschmerzen keine Bildgebung notwendig.

Studien haben gezeigt, dass die frühzeitige Durchführung einer Bildgebung bei Kreuzschmerzen ohne Verdacht auf eine spezifische Ursache, ohne weitere Symptome oder Risikofaktoren in Bezug auf Schmerzen und Funktion keine besseren Ergebnisse gebracht hat, weder kurz- noch langfristig. Allerdings sind abnorme (Zufalls-)Befunde, die nicht mit den Schmerzen zusammenhängen, häufig und können zu unnötigen weiteren Tests oder Eingriffen führen. Eine Bildgebung wie Röntgen, Magnetresonanztomographie (MRT) oder Computertomographie (CT) ist notwendig, wenn nach Anamnese und Untersuchung der Verdacht auf eine zugrundeliegende schwere Erkrankung besteht, bei neurologischen Ausfällen und ggf. im Krankheitsverlauf, wenn nicht wie erwartet eine Besserung eintritt.

Labor
In den meisten Fällen von akutem nicht-spezifischen Kreuzschmerz, d. h. ohne Hinweis auf gefährlichen Verlauf, ist auch keine routinemäßige Laboruntersuchung notwendig.

Falls allerdings ein bestimmter Verdacht, z. B. auf eine Infektion, Tumorerkrankung oder rheumatologische Erkrankung, besteht, werden Entzündungswerte und weitere Laborparameter untersucht.

Je nach vermuteter Grunderkrankung können ggf. noch weitere Untersuchungen (z. B. Labortests, Ultraschalluntersuchung, Röntgen des Brustkorbs,

Nervenleitgeschwindigkeitsmessung/Elektromyographie, Knochendichtemessung, Szintigraphie) notwendig sein.

Wenn im Rahmen der Erstvorstellung keine Hinweise auf spezifische Ursachen für den Kreuz- oder Rückenschmerz vorliegen, sind vorerst keine Bildgebung und keine weiterführenden Untersuchungen notwendig.

SUBAKUTER, CHRONISCHER KREUZ- UND RÜCKENSCHMERZ

Wenn es nach vier bis sechs Wochen unter leitliniengerechter Therapie zu keiner Besserung der Beschwerden gekommen ist oder die Schmerzen zunehmen und wenn anfangs noch keine Bildgebung erfolgt ist, muss eine neue Begutachtung erfolgen, die Indikation für eine entsprechende Bildgebung bzw. weitere Diagnostik überprüft und ggf. veranlasst werden.

BERATUNG, THERAPIE UND PATIENTENAUFKLÄRUNG

Da sich die Beschwerden bei **akuten, nicht-spezifischen Kreuz- und Rückenschmerzen** meist rasch bessern, benötigt ein Teil der Patienten, die wegen Kreuzschmerzen erstmals zum Allgemeinmediziner kommen, lediglich eine Beratung und Akutversorgung mit raschen und wirksamen schmerzreduzierenden Maßnahmen.

Eine gute Patientenaufklärung und Beratung ist ein wichtiger Teil der allgemeinmedizinischen Betreuung. Sie sollte Informationen über die Ursachen von Rückenschmerzen, die günstige Prognose, den im Allgemeinen geringen Wert diagnostischer Tests sowie Aktivitäts- und Arbeitsempfehlungen enthalten; außerdem die Information, wann eine weitere Arztkontrolle erfolgen soll.

Die Prognose bei akuten Schmerzen im unteren Rückenbereich ist ausgezeichnet. Nur ein Drittel der Patienten sucht medizinische Hilfe, und 70–90% dieser Patienten bessern sich innerhalb von sieben Wochen. Die meisten Patienten erleben eine rasche Besserung von Schmerzen und Funktionseinschränkungen in den ersten vier Wochen und können wieder ihrer Arbeit nachgehen. Ein Wiederkehren der Beschwerden ist allerdings häufig und tritt bei bis zu 50% der Patienten innerhalb von sechs Monaten und 70% innerhalb von zwölf Monaten auf. Ähnlich wie bei der ersten Episode haben jedoch auch wiederkehrende Schmerzepisoden eine günstige Prognose.

Wenn weder in der Krankengeschichte noch in der körperlichen Untersuchung besorgniserregende Befunde festgestellt werden, können Ärzte ihre Patienten beruhigen, dass sie einen „mechanischen", nicht-spezifischen Kreuzschmerz haben und es sehr unwahrscheinlich ist, dass ein ernstes Grundproblem vorliegt. Die Patienten können sicher sein, dass eine Verbesserung zu erwarten ist. Außerdem ist in der Regel aus oben angesprochenen Gründen vorerst keine Bildgebung notwendig, da die Aussagekraft begrenzt ist.

Wegen der im Allgemeinen sehr guten Prognose bei akuten Schmerzen im unteren Rückenbereich wird daher keine Bettruhe empfohlen, da sich gezeigt hat, dass Bettruhe zu verstärkten Schmerzen und einer langsameren Genesung führt. Die Patienten sollten so bald wie möglich zu den Aktivitäten des täglichen Lebens und der Arbeit zurückkehren – im Idealfall im Arbeitsprozess verbleiben – und nicht krankgeschrieben werden. Wenn Bewegung schmerzhaft ist, wird empfohlen, sich so viel wie eben möglich zu bewegen und die Aktivität schrittweise, so wie sie toleriert wird, zu steigern. Es ist sehr wichtig, längere Zeiten von Inaktivität zu vermeiden.

Empfehlungen zur Rückkehr in die Arbeit sollten individuell erfolgen. Beispielsweise kann ein Büroangestellter, der die Kontrolle über das Arbeitstempo und die Körperhaltung während der Arbeit hat, möglicherweise sofort zur Arbeit zurückkehren – Personen mit körperlich anstrengenden Berufen jedoch möglicherweise nicht sofort, wenn keine Anpassung der Tätigkeit an die Beschwerden möglich ist.

Die Kontrolluntersuchungen richten sich nach dem Beschwerdebild. In unsicheren Fällen sollten sie sehr kurzfristig erfolgen, im Fall chronischer Rückenschmerzen sind regelmäßige Kontrollen angezeigt. Wenn nach vier Wochen Therapie keine Besserung eingetreten ist, sollte eine neuerliche Begutachtung erfolgen.

Alle Patienten mit **subakuten oder chronischen Kreuzschmerzen** sollten eine Beratung zu Maßnahmen, die selbständig durchgeführt werden können, erhalten. Der erste und wichtigste Rat ist hier, wie auch beim akuten Rückenschmerz, die tolerierte körperliche Aktivität möglichst aufrechtzuerhalten, und zwar unabhängig von Dauer oder Schweregrad der Rückenschmerzen. Patienten, die aufgrund schwerer Symptome bettlägerig sind, sollten so bald wie möglich zu ihren normalen körperlichen Aktivitäten zurückkehren. Studien haben gezeigt, dass der Ratschlag, aktiv zu bleiben, zu einer Verringerung von Schmerzen und Arbeitsunfähigkeit bei Patienten mit chronischen Kreuzschmerzen geführt hat. Weiters sollte eine Beratung zu gesunder Lebensführung, die auch eine regelmäßige körperliche Aktivität einschließt, erfolgen. Außerdem wird die Teilnahme an einem Übungsprogramm für den Rücken empfohlen. Hinsichtlich der Schlafsituation scheinen weichere oder rückengerechte Matratzen bei chronischen Kreuzschmerzen geeigneter zu sein.

Bei chronischem Schmerz ist ein multimodales Therapiekonzept, das verschiedene Therapien wie Bewegungstherapie, Psychologie und Körper-Geist-Interventionen (Mind-Body-Therapie wie Biofeedback, Achtsamkeitsübungen etc.), medikamentöse und nicht-medikamentöse physikalisch-medizinische Schmerztherapie umfasst, zu empfehlen.

PRÄVENTION

Körperliche Bewegung und Bewegungstherapie sind nützlich zur Vermeidung und Verkürzung von Kreuzschmerzepisoden und Arbeitsunfähigkeit. Eine ergonomische Beratung zu rückengerechten Maßnahmen am Arbeitsplatz ist zur Vorbeugung von Schmerzen im unteren Rückenbereich bei berufs- und haltungsbedingten Beschwerden empfehlenswert.

Es gibt bisher nur eine schwache wissenschaftliche Datenlage, die den Nutzen anderer Maßnahmen – wie z. B. Rückenbandagen, Raucherentwöhnung oder Gewichtsabnahme – zur Vorbeugung von Rückenschmerzen belegt. Eine Raucherentwöhnung oder Gewichtsabnahme wirkt jedoch allgemein gesundheitsfördernd.

NICHT-MEDIKAMENTÖSE THERAPIEN BEI NICHT-SPEZIFISCHEN RÜCKENSCHMERZEN

Akute Symptomatik

Da Rückenschmerzen in den meisten Fällen innerhalb der ersten vier Wochen unabhängig von einer spezifischen Behandlung wieder abklingen, ist das Behandlungsziel eine kurzfristige Schmerzreduktion.

Dafür ist typischerweise eine oberflächliche Wärmeanwendung empfohlen. Wärme wird angewendet, da sie Muskelkrämpfe reduzieren kann. Auch Impulsströme, wie z. B. TENS (Transkutane elektrische Nervenstimulation), wirken positiv.

Eine Wärmeanwendung kann mittels Bädern, Wickeln und Packungen (Moorpackungen, Fango-Packungen, Parafango-Packungen, Munari- bzw. sogenannte italienische Packungen), Elektrotherapie (z. B. Kurzwelle), Photo- oder Lichttherapie (z. B. Infrarot-Licht), Wärmepflastern und Thermophoren oder auch Ultraschalltherapie erfolgen. Hier bietet die Physikalische Medizin viele unterschiedliche, nach Verträglichkeit und Wirksamkeit individuell passende Behandlungen an.

Je nach Patientenwunsch, Kosten und Verfügbarkeit können auch Massage, Akupunktur oder manuelle Behandlungen als sinnvolle Optionen angewendet werden. Es existieren keine Daten, die die Überlegenheit einer Modalität gegenüber einer anderen belegen.

Eine Reihe weiterer Behandlungsoptionen wurde für akuten Rückenschmerz vorgeschlagen, wofür allerdings kein bzw. nur ein geringer Nachweis der Wirksamkeit vorliegt. Dazu zählen Kälteanwendungen (um Schwellungen zu reduzieren), Traktionsbehandlungen, Stützbandagen für den Rücken, Empfehlungen bezüglich der Matratze (für akuten Rückenschmerz wurde die Rolle von Matratzen in Studien noch nicht untersucht), Yoga (Studien beziehen sich vor allem auf chronischen Rückenschmerz) und Infiltrationen.

Die meisten Patienten mit akuten Rückenschmerzen werden bei Erstvorstellung noch nicht zur Bewegungstherapie überwiesen. Eine Zuweisung erfolgt vorrangig bei Patienten mit Risikofaktoren für eine Entwicklung von chronischen Rückenschmerzen. Das sind beispielsweise Patienten mit einem schlechten Funktions- oder Gesundheitszustand und solche mit psychiatrischen Begleiterkrankungen. Die Bewegungstherapie soll hier Hilfestellung, Aufklärung und Anleitung geben zu angemessener körperlicher Aktivität und zu Übungen, die nach der akuten Phase begonnen werden können. Dadurch sollen eine Chronifizierung und ein Wiederkehren der Schmerzen verhindert werden. Die Wirksamkeit von Physiotherapie bei akutem Kreuzschmerz ist in Studien allerdings nicht belegt und bezieht sich möglicherweise eher auf die Patientenschulung und Aufklärung als auf die durchgeführte Heilgymnastik und Therapie. Die Bewegungstherapie umfasst sowohl durch den Therapeuten angeleitete Übungen als auch zuhause (in Form eines Heimübungsprogrammes) selbständig durchgeführte Übungen. Für subakute und chronische Kreuzschmerzen ist der Wirknachweis für Bewegungstherapie gegeben.

SUBAKUT-CHRONISCHE SYMPTOMATIK

Bei einigen Patienten kann eine Episode von Rückenschmerzen länger als vier Wochen dauern. Der Zeitraum von vier bis zwölf Wochen (subakuter Rückenschmerz) stellt einen Übergangszeitraum dar, in dem eine Linderung der Schmerzen und eine Verbesserung der Funktion typischerweise weniger schnell eintreten als in der akuten Phase. In dieser Zeit besteht das Ziel der Behandlung darin, möglichst auf eine Besserung der Symptome hinzuarbeiten. Bei Vorliegen von Risikofaktoren für eine Chronifizierung von Kreuzschmerzen sollte so früh wie möglich therapeutisch eingegriffen werden.

Einige Patienten können chronische Schmerzen entwickeln, die länger als drei Monate anhalten. Hier geht das Ziel der Behandlung von der „Heilung" hin zur Schmerzkontrolle, Aufrechterhaltung der Funktion, Hilfe in der Schmerzbewältigung und Verhinderung von Behinderung.

Intensivere multimodale Behandlungsstrategien gegen subakuten und chronischen Schmerz stellen Kombinationen von Bewegungstherapien, psychologischen und/oder sogenannten Körper-Geist-Interventionen (Mind-Body-Therapie) sowie medikamentöser und physikalischer Therapie dar.

Auch bei subakuten und chronischen Kreuzschmerzen ist es essenziell, die tolerierte körperliche Aktivität möglichst aufrechtzuerhalten.

Für alle Patienten mit subakuten und chronischen Kreuzschmerzen werden eine Beratung zu selbständig durchzuführenden Maßnahmen und die Teilnahme an einem Übungsprogramm für den Rücken empfohlen.

Für subakute und chronische Kreuzschmerzen ist die Wirksamkeit von Bewegungstherapie und regelmäßiger aktiver Bewegung nachgewiesen. Physiotherapie ist in erster Linie dann wichtig, wenn durch eine Erstbehandlung keine Besserung erreicht wurde oder wenn initial Risikofaktoren für die Entwicklung chronischer Schmerzen bestehen. Die Bewegungstherapie und die medizinische Trainingstherapie sind sicher, lindern Schmerzen und verbessern die Funktion. Es gibt eine breite Palette an Übungen und anderen bewegungsbasierten Therapien, die üblicherweise bei Patienten mit subakuten und chronischen Schmerzen im unteren Rückenbereich angewendet werden. Trainingsprogramme bezwecken neben einer Schmerzreduktion vor allem eine Besserung der Funktion und umfassen

- Übungen zur motorischen Kontrolle (spezifische Stabilisierungsübungen),
- Übungen zur Kräftigung der Körpermitte (z. B. der Bauchmuskeln und Rückenstrecker),
- McKenzie-Übungen,
- allgemeines körperliches Fitnesstraining,
- Aerobic-Übungen,
- Pilates,
- Übungsprogramme mit einer Geist-Körper-Komponente (z. B. Yoga und Tai-Chi) und
- Übungen zur Wiedererlangung der Funktion.

Das physiotherapeutische McKenzie-Konzept wurde von dem neuseeländischen Physiotherapeuten Robin McKenzie entwickelt. McKenzie vertrat die Auffassung, dass Betroffene ihre Rückenschmerzen durch Selbstbehandlung langfristig reduzieren können. Die Eigenverantwortung der Patienten nimmt deshalb in seinem Konzept einen großen Stellenwert ein.

Wenn das Risiko der Chronifizierung besteht oder bereits schwere und limitierende (einschränkende) chronische Schmerzen vorliegen, sind intensivere und multimodale Behandlungsstrategien, nämlich eine Kombination aus Bewegungstherapien, psychologischen und/oder Körper-Geist-Interventionen, medikamentöser Therapie und anderen Behandlungen, erforderlich. Diese Patienten profitieren von Maßnahmen, die psychosoziale Faktoren, die bei der Schmerzwahrnehmung eine Rolle spielen, beeinflussen. Das sind beispielsweise die kognitive Verhaltenstherapie, Körper-Geist-Verfahren wie achtsamkeitsbasierte Stressreduktion (MBSR, „Mindfulness Based Stress Reduction"), Biofeedback und progressive Muskelentspannung. Entspannungsverfahren helfen beim Umgang mit Stress und können Schmerzen reduzieren. Diese Therapien können einzeln verschrieben, mit den Übungsprogrammen kombiniert oder in ein multidisziplinäres Rehabilitationsprogramm integriert werden.

Bei funktionellen Einschränkungen scheinen Bewegungstherapien mit Körper-Geist-Komponente wie Tai-Chi und Yoga geeignet. Ziel ist eine aktive Einbeziehung der Patienten in ihre Behandlung und neben einer Schmerzreduktion auch eine verbesserte Funktion. Die Wahl der Behandlungsmethode sollte den Patientenwunsch, das bisherige Therapieansprechen sowie Kosten und Verfügbarkeit einer Therapieform berücksichtigen.

Abhängig von den Risikofaktoren eines Patienten zur Entwicklung chronischer Schmerzen und einer Behinderung können bei subakutem und chronischem Kreuzschmerz zusätzlich zu den selbständig durchgeführten Maßnahmen, der Bewegungstherapie und Verhaltenstherapie sowie MBSR weitere kurzzeitige Maßnahmen verordnet bzw. empfohlen werden, um bald eine symptomatische Besserung zu erreichen, die eine Teilnahme an aktiven Therapien ermöglicht.

Hier wird ebenfalls die Anwendung von Wärme empfohlen (z. B. Heizkissen bei niedriger Einstellung für 20 Minuten alle zwei Stunden). Zur Anwendung von Eis oder Kühlpackungen wird im Allgemeinen nicht geraten, da der Wirknachweis fehlt. Wenn ein Patient aber eine symptomatische Linderung feststellt, kann natürlich auch Kälte angewendet werden.

Weiters von Nutzen sind Impulsströme wie die Transkutane elektrische Nervenstimulation (TENS).

Für die langfristige Wirksamkeit von Massagetherapie gibt es nur begrenzte Nachweise. In einigen Fällen kann damit allerdings eine symptomatische Linderung erreicht werden. Heilmassage sollte daher in Kombination mit aktivierenden Maßnahmen zum Einsatz kommen.

Weiters kann die Anwendung der manuellen Medizin mit Manipulation und Mobilisation der Wirbelsäule empfohlen werden.

Bei chronischem Kreuzschmerz wird zusätzlich zu den bereits besprochenen physikalischen Therapien eine Reihe weiterer physikalischer Modalitäten – oft in Kombination – angewendet. Dazu gehören beispielsweise Interferenzstrom, Lasertherapie, therapeutischer Ultraschall und Kurzwellen-Diathermie. Auch die Akupunktur kann empfohlen werden.

Wenn relevante Beeinträchtigungen bestehen und die Rehabilitationsfähigkeit gegeben ist, ist ein multimodales und interdisziplinäres Rehabilitationsprogramm sinnvoll, das vor allem auch eine Verbesserung der Funktion und Arbeitsfähigkeit zum Ziel hat.

MEDIKAMENTÖSE BEHANDLUNG NICHT-SPEZIFISCHER RÜCKENSCHMERZEN

Im akuten Stadium unterstützt die medikamentöse Therapie die nicht-medikamentösen, physikalischen Behandlungen.

Für Patienten, die eine medikamentöse Therapie bevorzugen oder bei denen nicht-medikamentöse Maßnahmen unzureichend helfen, wird als Ersttherapie, wenn keine Kontraindikationen bestehen, die kurzzeitige Anwendung eines nichtsteroidalen entzündungshemmenden Medikamentes (sogenanntes NSAR) empfohlen. Die entsprechenden Kontraindikationen wie eingeschränkte Nierenfunktion, Magengeschwür, Allergien und erhöhtes Herz-Kreislauf-Risikoprofil müssen beachtet werden. Die Anwendung sollte in der niedrigsten wirksamen Dosierung und so kurzzeitig wie möglich erfolgen, bei Risiken für Magen-Darm-Nebenwirkungen soll zusätzlich ein Magenschutz verordnet werden.

Wenn NSAR kontraindiziert sind, kann auch Metamizol gegeben werden, in der niedrigsten wirksamen Dosierung und so kurzzeitig wie möglich. Hier ist das seltene Risiko einer Agranulozytose mit einer starken Verminderung der Granulozyten, einer Untergruppe der weißen Blutkörperchen (Leukozyten), und der möglichen Komplikation schwerwiegender Infekte beschrieben.

Paracetamol ist ebenfalls eine akzeptable Alternative zu NSAR. Da Paracetamol aber Risiken (z. B. Leberschädigung) hat und seine Wirksamkeit begrenzt ist, wird es für die Mehrheit der Patienten mit akuten Kreuzschmerzen nicht empfohlen. Bei ausgewählten Patienten, für die es keine sicheren Alternativen gibt und bei denen Paracetamol die potenziell am wenigsten schädliche Substanz ist, ist es jedoch sinnvoll, Paracetamol in Betracht zu ziehen, allerdings kurzzeitig und in möglichst niedriger Dosierung.

Wenn gleichzeitig mit den vom Arzt verordneten Schmerzmitteln rezeptfreie schmerzstillende Medikamente eingenommen werden, sollte der Wirkstoffinhalt sorgfältig vom Arzt oder Apotheker geprüft werden. Grund dafür ist, dass es zu gefährlichen Überdosierungen von Wirkstoffen kommen kann, wenn rezeptfreie und rezeptpflichtige Schmerzmittel kombiniert werden, die denselben Wirkstoff enthalten (z. B. leberschädigende Überdosierung bei Paracetamol).

Für Patienten, die auf die anfängliche medikamentöse Schmerztherapie nicht ausreichend ansprechen, kann die Zugabe eines Muskelrelaxans, das keine Benzodiazepine enthält, für bis zu zwei Wochen empfohlen werden. Als Wirkung zeigen sich eine gewisse Skelettmuskelentspannung, eine Linderung von Muskelkrämpfen und eine symptomatische Schmerzstillung. Nebenwirkungen können u. a. Schläfrigkeit und Schwindel sein, weshalb die Gabe am Abend (vor dem Schlafengehen) erfolgt, da untertags Arbeitsfähigkeit und Fahrtüchtigkeit eingeschränkt wären.

Es gibt nur eine begrenzte wissenschaftliche Evidenz für die Verwendung von Opioiden und Tramadol bei akuten Kreuzschmerzen. Diese Wirkstoffe sollten Patienten vorbehalten sein, die keine ausreichende Schmerzbesserung erfahren oder bei denen Kontraindikationen für andere Wirkstoffe bestehen. Die Einnahme von Opioiden sollte zeitlich begrenzt erfolgen und der Patient sollte regelmäßig kontrolliert werden. Zu den Nebenwirkungen von Opioiden zählen Schläfrigkeit, Verwirrtheit, Übelkeit und Verstopfung. Atemdepression ist ein Problem bei höheren Dosen, aber selten bei Dosen, die bei akuten Kreuzschmerzen angewendet werden. Wie bei allen Medikamenten sind ältere Patienten anfälliger für Nebenwirkungen.

Weiters können Capsaicin-haltige Pflaster oder Cremes lokal in Verbindung mit aktivierenden Maßnahmen verwendet werden.

Bei Patienten mit **subakuten und chronischen stärkeren Kreuzschmerzen** werden schmerzstillende Medikamente zusätzlich zur nicht-medikamentösen Therapie eingesetzt. Obwohl die nicht-medikamentöse Therapie im Allgemeinen den Medikamenten vorgezogen wird, werden beide in der klinischen Praxis üblicherweise gemeinsam angewendet.

Das Ziel von Medikamenten ist die symptomatische Linderung der subakuten oder chronischen Schmerzen, damit der Patient an aktiven Therapien/Bewegungsprogrammen und Körper-Geist-Interventionen teilnehmen kann.

Die Medikamenteneinnahme sollte, sofern möglich, zeitlich begrenzt sein, weil die vorliegenden Daten nur Hinweise auf einen Nutzen bei kurzfristiger Anwendung geben.

Bei subakuten Kreuzschmerzen und fehlenden Kontraindikationen wird zunächst ein nichtsteroidales entzündungshemmendes Medikament (NSAR) empfohlen. Die Patienten sollten die niedrigste wirksame Dosis für den kürzestmöglichen Zeitraum einnehmen. Allerdings sind die Daten zur optimalen Dosierung der NSAR unzureichend. Ein vernünftiger Ansatz besteht jedoch darin, den Patienten ein bis zwei Wochen lang eine Dosis einnehmen zu lassen und die Dosis und die Dosierungshäufigkeit danach entsprechend der Toleranz zu verringern. Bei Risiko für Magen-Darm-Nebenwirkungen sollte ein Magenschutz gegeben werden. Bei chronischen Schmerzen, guter Wirksamkeit der NSAR und fehlenden Kontraindikationen kann die Therapie, idealerweise nur bedarfsweise, weitergeführt werden.

Auch Metamizol kann bei subakutem und chronischem Rückenschmerz gegeben werden, wenn NSAR kontraindiziert sind. Auch hier gilt: in der niedrigsten wirksamen Dosierung und so kurzzeitig wie möglich.

Paracetamol sollte nicht routinemäßig empfohlen werden. Es ist kurzzeitig angewendet eine Behandlungsoption, wenn es keine sicheren Alternativen gibt und Paracetamol die potenziell am wenigsten schädliche Substanz ist.

Bei therapieresistenten chronischen Kreuzschmerzen kann ein Nicht-Benzodiazepin-Muskelrelaxans (in niedrigster wirksamer Dosierung für bis zu zwei Wochen), ein Antidepressivum (vor allem Duloxetin, bei therapieresistenten Kreuzschmerzen oder gleichzeitiger Depression oder Schlafstörung) oder Tramadol gegeben werden.

Bei schweren, anhaltenden und einschränkenden subakuten oder chronischen Kreuzschmerzen und fehlendem Ansprechen oder Kontraindikationen gegen andere Schmerzmittel können Opioide eingesetzt werden. Diese sollten aber nicht routinemäßig verwendet werden und nur, wenn der zu erwartende Nutzen die Risiken überwiegt, da sie nur eine geringe Wirksamkeit aufweisen und Nebenwirkungen verursachen können. Auch hier sollte die Therapiedauer beschränkt, die niedrigste wirksame Dosis verwendet und der Patient regelmäßig kontrolliert werden.

Capsaicin-haltige Pflaster oder Cremes können auch bei subakuten und chronischen Schmerzen in Verbindung mit aktivierenden Maßnahmen angewendet werden.

Die Rolle von Heilkräutern bei der Behandlung des unteren Rückenschmerzes ist unklar. Am ehesten durch Daten untermauert ist die Wirkung von oberflächlich, d. h. an der Haut, angewendetem Capsaicin, Beinwellwurzel und auf der Haut angewendetem Lavendelöl bzw. oral angewendeter Teufelskralle und Weidenrinde. Es ist allerdings zu beachten, dass auch Kräuterpräparate Nebenwirkungen oder Wechselwirkungen mit anderen Medikamenten haben können und möglicherweise verunreinigt sind! Zu Cannabis und Cannabinoiden fehlen derzeit noch hochqualitative Daten zur Wirksamkeit bei unterem Rückenschmerz.

RÜCKENSCHMERZ AUS SICHT DER ORTHOPÄDIE UND UNFALLCHIRURGIE

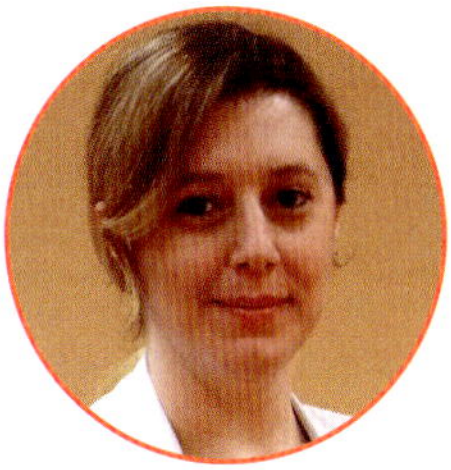

„Es gibt vielfältige Ursachen für Rückenschmerzen. Aus Sicht der Orthopädie und Unfallchirurgie gibt es primär konservativ und operativ zu behandelnde Indikationen. Wichtig ist hier die adäquate Diagnosestellung.“

Anna Pataraia

Die häufigsten spezifischen Ursachen, die – neben Traumen und Frakturen – zu Rückenschmerzen führen, sind aus orthopädisch-traumatologischer Sicht:

- Spondylarthrose
- Bandscheibenvorfall
- Spinalkanalstenose
- Spondylolisthese
- Spondylodiszitis
- Skoliose
- Morbus Bechterew
- Osteoporose
- Wirbelsäulentumoren und -metastasen

SPONDYLARTHROSE – ABNUTZUNG DER WIRBELSÄULE

Eine Arthrose ist eine Abnutzung der Knorpelflächen in den Gelenken – eine Spondylarthrose eine der Wirbelgelenke. Jeder Wirbelkörper hat zwei Gelenkverbindungen mit seinem angrenzenden Wirbelkörper. Bei Abnutzung dieser Gelenkflächen entsteht eine Arthrose der Wirbelgelenke (Spondylos: Wirbel, Arthros: Gelenk). Diese tritt meist im Hals- (Zervikalsyndrom) und Lendenwirbelbereich (Lumbalsyndrom) auf. Die Risikofaktoren für die Entstehung einer Arthrose sind vielfältig, wie z. B. zunehmendes Alter, mechanische Überlastung, familiäre Veranlagung, Übergewicht etc. Die genauen Ursachen für die Arthroseentstehung sind nach wie vor nicht restlos geklärt, man nimmt aber an, dass sie u. a. durch Bandscheibendegeneration mitverursacht werden.

Zu den typischen klinischen Merkmalen der Spondylarthrose gehören beispielsweise schmerzhafte Muskelverspannungen am Rücken, einseitiger Nacken- und Kopfschmerz oder Kreuzschmerz.

Therapie

Eine konservative oder operative orthopädische Therapie kann bei Spondylarthrose eine Linderung der Beschwerden bringen und zur Verbesserung der Lebensqualität führen.

In der Regel wird zunächst eine konservative Behandlung eingeleitet:

- Bewegungstherapie (Dehnung und Kräftigung der Muskulatur),
- entzündungshemmende und schmerzlindernde Medikamente,
- Anpassung des Lebensstils (z. B. Gewichtsreduktion),
- Verabreichung eines schmerzstillenden Medikaments direkt in das Wirbelgelenk (durch Infiltration),
- perkutane Kryo-Denervierung (Abtöten der sensiblen Nerven, welche die Wirbelgelenke versorgen, durch den gezielten Einsatz von Kälte mit einer Vereisungssonde unter Röntgenkontrolle).

Wenn die konservativen Maßnahmen versagen oder neurologische Ausfallserscheinungen auftreten, können operative Therapiemöglichkeiten (wie z. B. die Stabilisierung der Wirbelsäule mit Schrauben-Stab-Systemen) erwogen werden.

BANDSCHEIBENVORFALL (DISKUSPROLAPS)

Die Bandscheiben befinden sich zwischen den Wirbelkörpern und dienen als Stoßdämpfer, d. h. sie verteilen den Druck gleichmäßig auf die Wirbelsäule. Sie bestehen außen aus einem Faserring (Anulus fibrosus) und innen aus einem gallertigen, gel-ähnlichen Kern (Nucleus pulposus).

Die meisten Bandscheibenvorfälle entstehen abnutzungs- und verschleißbedingt. Bereits ab dem 20. Lebensjahr fängt die Bandscheibe an, sich abzunützen. Es entstehen Risse im äußeren Anulus fibrosus, die geschädigte Bandscheibe ist dadurch nicht mehr widerstandsfähig. Durch Fehlbelastung tritt der gallertige Kern heraus, verlagert sich in den Spinalkanal und drückt dann auf Nerven, was Symptome wie z. B. Schmerzen auslöst.

Am häufigsten treten Bandscheibenvorfälle zwischen dem 30. und 50. Lebensjahr auf, danach nimmt das Risiko wieder ab. Fehlende Bewegung, Übergewicht und Fehlhaltungen erhöhen das Risiko für das Auftreten von Bandscheibenvorfällen. Selten können Bandscheibenvorfälle auch traumatisch auftreten. Ein unfallbedingter isolierter Bandscheibenvorfall ohne begleitenden Wirbelkörperbruch (z. B. bei Leistungssportlern) ist allerdings sehr selten.

Die Symptome eines Bandscheibenvorfalls sind unterschiedlich. Am typischsten ist ein plötzlich auftretender, stechender Schmerz, teils mit Ausstrahlung in die Arme oder Beine.

Ein Bandscheibenvorfall wird durch eine ausführliche Anamnese und klinische Untersuchung festgestellt. Zur Diagnosesicherung ist die MRT-Untersuchung (Magnetresonanztomographie, Kernspintomographie) die Methode der Wahl. Häufig wird auch eine Röntgenuntersuchung durchgeführt, um weitere Pathologien an der Wirbelsäule auszuschließen. Röntgenbilder können durch indirekte Zeichen (z. B. stark abgeflachtes Bandscheibenfach) zusätzlich auf eine Bandscheibenabnutzung hinweisen.

Therapie

Aus Sicht der Orthopädie gibt es beim Bandscheibenvorfall konservative und operative Therapiemöglichkeiten.

In 90% der Fälle erfolgt die Behandlung eines Bandscheibenvorfalls konservativ. Eine konservative Therapie ist angezeigt, wenn keine Lähmungserscheinungen vorhanden sind. Die akuten Schmerzen können medikamentös oder durch lokale Infiltrationen behandelt werden, auch Stufenbettlagerung sowie Physio- und Ergotherapie (Erlernen der Ergonomie im Alltag, des richtigen Sitzens, Stehens etc.) kommen zum Einsatz. Wichtig ist es, sowohl in der akuten als auch in der chronischen Phase in Bewegung zu bleiben – Bettruhe ist gerade nicht angezeigt!

Sollte die konservative Therapie nicht ansprechen (trotz konservativer Maßnahmen bestehen anhaltende starke Schmerzen über einen längeren Zeitraum oder neurologische Ausfälle), wird eine Operation in Erwägung gezogen. Hierbei muss man die Indikation streng prüfen und abklären, ob das klinische Bild auch dem radiologischen Befund entspricht. Nach operativer Entfernung des vorgewölbten bzw. vorgefallenen Bandscheibenmaterials tritt in den meisten Fällen sehr rasch eine Schmerzlinderung ein.

Eine operative Bandscheibenvorfallentfernung ist jedoch keine kausale (ursächliche) Behandlung, sondern nur eine symptomatische. Man entfernt hierbei den Teil der vorgewölbten Bandscheibe, der auf den Nerv drückt und – solange er Druck ausübt – Symptome auslöst. Die Bandscheibe selbst (in ihrer Form als Stoßdämpfer) wird mit der Operation aber nicht behandelt. Für den Erhalt des OP-Ergebnisses muss im Anschluss eine Bewegungs- oder Physiotherapie (mit Kräftigung der Rücken- und Bauchmuskulatur) durchgeführt werden, um damit die Funktion der Bandscheibe (gleichmäßige Krafteinwirkung auf die Wirbelkörper) teilweise auf die Muskulatur zu verlagern und das Wiederauftreten von Bandscheibenvorfällen zu verhindern.

VERTEBROSTENOSE ODER SPINALKANALSTENOSE (EINENGUNG DES WIRBELKANALS)

Eine Vertebrostenose oder Spinalkanalstenose ist eine Einengung des Wirbelkanals. Im Wirbel- oder Spinalkanal verlaufen das Rückenmark und die Nervenwurzeln. Bei einer Einengung (Stenose) des Kanals haben diese Strukturen, d. h. Rückenmark, Nervenwurzeln und Nerven, nicht mehr genug Platz, geraten dadurch unter Druck und werden gereizt. Eine Spinalkanalstenose kann angeboren sein (selten) oder im Laufe des Lebens vor allem abnutzungs- und verschleißbedingt – z. B. bei langdauernder Fehl- und Überbelastung – entstehen.

Bei einer erworbenen Spinalkanalstenose kommt es zunächst zur Abnützung der Bandscheiben und kleinen Wirbelgelenke. Im Weiteren kommt es zur Instabilität des Bewegungssegments, das aus jeweils zwei benachbarten Wirbeln mit der Bandscheibe sowie den stabilisierenden Bändern und Sehnen besteht. Dies führt in der Folge zur weiteren Abnützung der Wirbelgelenke (Spondylarthrose) mit Randzackenbildung (Anbauten an Wirbelkörper als Reparationsversuch der Wirbelsäule zur Wiedergewinnung der Stabilität) sowie zum verschleißbedingtem Wirbelgleiten oder sogar zur Skoliose (Schiefstellung der Wirbelsäule) – und am Ende zur Ausbildung einer Spinalkanalstenose.

Symptome
Die Symptome einer Vertebrostenose oder Spinalkanalstenose können sehr unterschiedlich sein. Typisch ist ein langsamer Beginn mit immer wiederkehrenden Rückenschmerzen, zunehmender Einschränkung der Gehstrecke (man spricht auch von Claudicatio spinalis) sowie Schmerzen im Lendenbereich mit Ausstrahlung in die Beine, insbesondere beim Stehen und Gehen. Eine Besserung dieser Symptomatik tritt beim Vorbeugen des Oberkörpers, z. B. beim Bergaufgehen oder beim Schieben eines Einkaufswagens, ein.

Bei einer sehr hochgradigen Einengung des Spinalkanals können auch Lähmungserscheinungen und Empfindungsstörungen auftreten. Ein sogenanntes Cauda-Equina-Syndrom (kompressionsbedingte Schädigung der Nervenfasern am unteren Ende des Rückenmarks) tritt selten auf. Ein solches zeigt sich durch plötzlich auftretende Missempfindungen im Genitalbereich sowie Lähmungserscheinungen der Beine und Verlust der Stuhl- und/oder Harnkontrolle. Ein Cauda-Equina-Syndrom ist ein Notfall, der ein unmittelbares neurochirurgisches Eingreifen erfordert!

Eine Vertebrostenose oder Spinalkanalstenose im Halswirbelsäulenbereich kann zu Ungeschicklichkeit, Gefühlsstörungen und Lähmungserscheinungen in den Armen und Händen sowie Steifheit im Nacken führen.

Zur Feststellung einer Vertebrostenose oder Spinalkanalstenose dienen die ausführliche Anamneseerhebung und klinische Untersuchung. Anschließend folgen bildgebende Verfahren. Die Röntgenuntersuchung zeigt das Ausmaß der degenerativen (abnutzungs- und verschleißbedingten) Veränderungen der Wirbelsäule und kann erste Hinweise auf eine mögliche Spinalkanalstenose liefern.

Außerdem kann man eine Skoliose (seitliche Verbiegung der Wirbelsäule) oder ein Wirbelgleiten (Listhese) in speziellen Funktionsaufnahmen feststellen, die auf eine Instabilität der Wirbelsäule und ebenfalls auf eine Spinalkanalstenose hinweisen können. Am besten kann man die Vertebrostenose oder Spinalkanalstenose durch ein MRT nachweisen. Sollte ein MRT nicht durchführbar sein (z. B. bei Patienten mit Herzschrittmachern oder anderen implantierten elektronischen Geräten, Raumangst etc.), kann die Bildgebung auch mittels einer Computertomographie (CT) oder Myelographie (Kontrastmitteldarstellung) erfolgen. In der Bildgebung zeigt sich bei Vorliegen einer Spinalstenose dann typischerweise eine sanduhrförmige Einengung des Duralsacks.

Duralsack nennt man die das Rückenmark umgebenden Hirn- und Rückenmarkshäute.

Therapie

Ob die Behandlung einer Spinalkanalstenose konservativ oder operativ erfolgt, hängt von der Ausprägung der Beschwerden (Gehstrecke, Schmerzen, Lebensqualität) sowie vom gleichzeitigen Bestehen etwaiger neurologischer Ausfälle ab. In der konservativen Therapie im akuten Stadium können eine Stufenbettlagerung sowie Schmerztherapie mit entzündungshemmenden Schmerzmitteln (NSAR) hilfreich sein. Wenn die Schmerzen zu stark sind, kann eine Infiltrationstherapie (mit Schmerzmitteln und Kortison) weiterhelfen. Im chronischen Stadium ist eine stabilisierende gezielte und individuell angepasste Bewegungstherapie essenziell (sowie weitere physikalische Therapien wie z. B. elektrotherapeutische Maßnahmen). Die Muskulatur soll dabei gekräftigt bzw. gedehnt und die Haltung verbessert werden. Beim Großteil der Patienten führen konservative Therapien zum Erfolg.

Bei Versagen der konservativen Therapien oder beim Auftreten neurologischer Ausfälle ist ein operatives Vorgehen angezeigt. Wie bei der Bandscheibenoperation ist die adäquate Indikationsstellung entscheidend für den Erfolg. Das Rückenmark kann entweder mikrochirurgisch dekomprimiert (druckentlastet) werden, oder es kann – bei Vorliegen einer zusätzlichen Instabilität – zusätzlich eine Stabilisierung der Wirbelsäule mit einem Schrauben-Stab-System erfolgen.

SPONDYLOLISTHESE (WIRBELGLEITEN)

Eine Spondylolisthese (Wirbelgleiten, Spondylos: Wirbel, Listhesis: Gleiten) ist eine Instabilität der Wirbelsäule, die auftritt, wenn es im Wirbelbogen zur Riss- oder Spaltbildung kommt. Dies führt zur Verschiebung und zum Gleiten zwischen den Wirbelkörpern nach vorne oder hinten.

Die genaue Genese bei der Spondylolisthese ist noch nicht restlos geklärt. Es handelt sich meist um ein multifaktorielles Geschehen, wobei die häufigste Ursache eine Spondylolyse (Defekt im Wirbelbogen – angeboren oder mechanisch abnutzungs- und verschleißbedingt, degenerativ) ist.

Ein mechanisch verschleißbedingtes Wirbelgleiten tritt typischerweise bei Sportlern wie z. B. Turnern, Akrobaten, Ringkämpfern etc. auf. Die Lendenwirbelsäule hat eine natürliche Biegung nach vorne (Lordose). Eine intensivierte Überstreckung im Lendenwirbelbereich (Hyperlordose) führt zum Kontakt der oberen und unteren Gelenkflächen der kleinen Wirbelgelenke. Diese dauerhafte mechanische Überbelastung kann zur Spondylolyse und letztlich zur Spondylolisthese führen. Ein weiteres Beispiel für eine mechanische Überlastung ist die kompensatorische Hyperlordose nach einer langstreckigen Versteifung der Wirbelsäule. Es gibt daneben auch eine genetische Veranlagung für Wirbelgleiten. Hier wird bei Verwandten ersten Grades häufig ebenfalls ein Defekt im hinteren Bogenanteil beobachtet.

Die Spondylolisthese ist zumeist ein Zufallsbefund, da nur wenige Patienten Symptome haben. Typisch sind bewegungsabhängige Rückenschmerzen im Lendenwirbelsäulenbereich, ausgelöst durch Überbelastung der paravertebralen (entlang der Wirbelsäule verlaufenden) Rückenmuskulatur. Das Rückwärtsbeugen ist dann schmerzhaft, Vorbeugen verursacht dagegen fast keine Beschwerden. Bei ausgeprägtem Wirbelgleiten wird häufig eine Rumpfverschiebung mit Hohlkreuzbildung im Lendenwirbelbereich bzw. aufgehobener Rundrückenbildung im Brustwirbelbereich erkennbar. Es kann zur Überbeanspruchung der Muskulatur und zu Schmerzen im rückseitigen Oberschenkelbereich kommen (ausgelöst durch eine Verschiebung des Schwerpunkts und Verkippung des Beckens). Bei ausgeprägtem Wirbelgleiten können Nervenwurzelreizsymptome mit z. B. Schmerzausstrahlung in die Hände oder Beine auftreten.

Die Diagnose der Spondylolisthese wird durch eine ausführliche Anamneseerhebung und klinische Untersuchung gestellt. Zur Diagnosesicherung kann ein Röntgenbild angefertigt werden. Zusätzliche Informationen können Röntgen-Funktionsaufnahmen (in Vor- und Rückbeugung der Wirbelsäule) liefern. Bei symptomatischen Patienten wird die Röntgenuntersuchung dann regelmäßig wiederholt, um ein Fortschreiten des Wirbelgleitens frühzeitig zu erkennen. Eine exakte Darstellung der betroffenen Region (sog. Lysezone) ist mittels Computertomographie möglich. Hat der Patient Nervenwurzelreizsymptome, so wird ein MRT durchgeführt – dieses kann zusätzliche Informationen (z. B. auch über die Situation der Bandscheiben) liefern.

Therapie
Wenn Patienten symptomatisch werden, kommen zunächst konservative Therapiemöglichkeiten zum Einsatz (Schmerzmittel, Bewegungstherapie, Hilfsmittel wie Orthese bzw. Korsett). Dabei wird die Bauch- und Rückenmuskulatur gekräftigt; lordosierende Übungen mit Rückwärtsbeugung in der Lendenwirbelsäule müssen dagegen vermieden werden. Scheitern die konservativen Maßnahmen oder kommt es zu einer fortschreitenden Nervenwurzel-Symptomatik (radikuläre Symptomatik), so kann eine Operation erwogen werden.

Bei betroffenen Kindern und Jugendlichen werden regelmäßige klinische und radiologische Kontrollen durchgeführt. Eine Operation sollte nur bei sehr ausgeprägtem Wirbelgleiten durchgeführt werden.

Die meisten Patienten mit Spondylolisthese (Wirbelgleiten) sind symptomlos und beschwerdefrei und brauchen somit keine spezifische Behandlung.

SPONDYLODISZITIS

Die Spondylodiszitis ist eine Entzündung der Bandscheibe mit Ausbreitung der Infektion auf die benachbarten Wirbelkörper (Spondylos: Wirbel, Discus: Bandscheibe, Endung „-itis“: Entzündung). Überwiegend finden sich dabei keine isolierten Spondylitiden oder Diszitiden, d. h. keine reinen Wirbel- oder Bandscheibenentzündungen, sondern Mischbilder.

Die Spondylodiszitis ist eine seltene Erkrankung. Sie tritt zwischen dem 50. und 70. Lebensjahr auf. Meist schwemmen Bakterien aufgrund einer Embolie über die Blutbahn in die Wirbelsäule ein. Der Ausgangspunkt der Entzündung (primärer Streuherd) ist häufig durch die verspätete Diagnosestellung (üblicherweise nach mehreren Wochen) gar nicht mehr nachweisbar. Durch die Blutbahn breiten sich die Keime bis zu den Gefäßgeflechten der Wirbelkörper (Deck- und Grundplatten) aus, und von dort in die Bandscheibe. Es kann sich dadurch eine Eiteransammlung (Abszess) bilden, die sich in Richtung des Rückenmarkskanals oder vorne in Richtung Hals-, Brust- und Bauchraum oder entlang der Hüftbeugemuskeln bis zum Oberschenkel ausbreiten kann. Der typische Erreger einer Spondylodiszitis ist Staphylococcus aureus, ein Bakterium, das unsere Haut besiedelt und auf der Haut harmlos ist. Bei Übertritt in die Blutbahn und Absiedelung in die Wirbelsäule kann ein derartiger Erreger aber eine sehr schwerwiegende Entzündung verursachen.

Auch andere Bakterien wie z. B. Tuberkulosebakterien oder Erreger der Gonorrhoe (Tripper) können eine Spondylodiszitis verursachen. Die tuberkulöse Spondylodiszitis ist zäher und braucht eine deutlich längere Behandlung. Aus früheren Zeiten ist für eine fortgeschrittene tuberkulöse Spondylodiszitis das Bild der sogenannten Pott-Trias (Spätfolgen der Spondylitis tuberculosa) mit Gibbus (Buckel), Abszessbildung und Lähmung typisch. Dies ist in unseren Breiten heute jedoch nur mehr die Ausnahme. Begünstigende Faktoren für die Entstehung einer Spondylodiszitis stellen u. a. Diabetes mellitus (Zuckerkrankheit), Herz-Kreislauf-Erkrankungen, ein geschwächtes Immunsystem (transplantierte und immunsupprimierte Patienten, Tumorleiden, HIV), chronische Infekte, Übergewicht etc. dar.

Diagnose

Da die Symptome der Spondylodiszitis häufig recht unspezifisch sind, erfolgt die Diagnosestellung (und adäquate Behandlung) nicht selten erst nach Wochen bis Monaten. Die typischen Beschwerden sind Rückenschmerzen. Je nach Aggressivität des Erregers treten im Verlauf der Krankheit auch Allgemeinsymptome mit Fieber, Nachtschweiß und Gewichtsverlust auf. Wenn sich durch die Entzündung Eiter im Rückenmarksbereich ansammelt, kann es zu einer Nervenwurzelsymptomatik (mit Schmerzen, Gefühlsstörung, Muskelschwäche bis hin zu Lähmungserscheinungen) kommen.

Zur Diagnose einer Spondylodiszitis führen die ausführliche Anamnese (Rückenschmerzen, Verschlechterung des Allgemeinzustands, Fieber, Gewichtsverlust sowie das Vorliegen der oben genannten begünstigenden Faktoren) und die klinische Untersuchung, die wegen der unspezifischen klinischen Symptomatik jedoch häufig nicht wegweisend ist. Die betroffenen Segmente der Wirbelsäule sind häufig klopfschmerzhaft. Zusätzlich können Lähmungserscheinungen auftreten. Eine Labor- bzw. Blutuntersuchung ergibt erhöhte Entzündungswerte wie ein erhöhtes C-reaktives Protein (CRP). Bei chronischen Verläufen und bei der tuberkulösen Spondylodiszitis sind die Werte oft nur geringfügig verändert.

In der Bildgebung bleibt das Röntgen in der Frühphase meist ohne auffälligen (pathologischen) Befund. Später zeigen sich dann unscharf begrenzte Grund- und Deckplatten sowie ggf. Knochen-Destruktionen. Bei Verdacht auf eine tuberkulöse Genese wird zusätzlich auch ein Lungenröntgen gemacht. Die Magnetresonanztomographie (MRT) ist das Verfahren der Wahl mit hoher Sensitivität und Spezifität. Die Eiteransammlungen können hier sicher dargestellt werden. Die Computertomographie (CT) ist weniger sensitiv und spezifisch. Knöcherne Destruktionen werden damit dafür detaillierter wiedergegeben. Der Nachweis von Eiteransammlungen kann nur nach Kontrastmittelgabe gelingen. Eine Biopsie (Gewebeentnahme) mittels einer speziellen Biopsie-Nadel zur genaueren Bestimmung des Keimes mittels Kultur erfolgt zur Ermöglichung einer gezielten antibiotischen Therapie.

Therapie

Die Behandlung der Spondylodiszitis beruht auf zwei Säulen – der antibiotischen Therapie und der Ruhigstellung des betroffenen Wirbelsäulenabschnitts.

Der Nachweis des Erregers ist dabei von entscheidender Bedeutung für die erfolgreiche Therapie. Wenn es der Zustand des Patienten erlaubt, sollte zum Keimnachweis eine Biopsie und Kultur durchgeführt werden. In den meisten Fällen kann man dadurch die Keime nachweisen und gezielt antibiotisch behandeln. Die antibiotische Therapie erfolgt in der Regel zuerst intravenös und später oral in Tablettenform. Die Behandlung ist zumeist langwierig und dauert bis zu drei Monate. Zwischendurch werden immer wieder Blutkontrollen vorgenommen. Eine tuberkulöse Spondylitis ist noch langwieriger zu behandeln – dies kann bis zu zwei Jahre dauern.

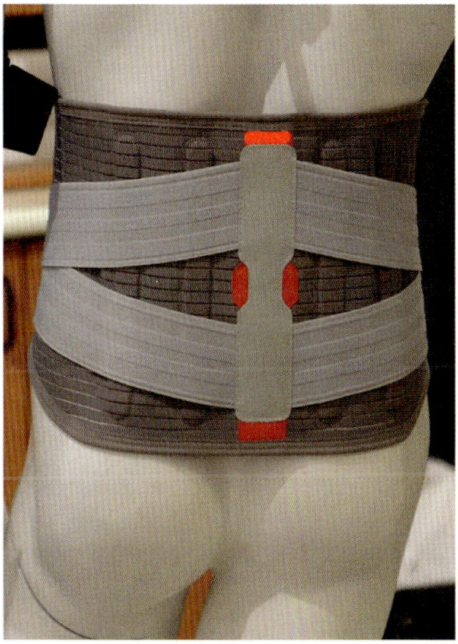

Abb. 6: Ein Stützkorsett (Orthese) dient zur Ruhigstellung des betroffenen Wirbelsäulenabschnitts bei einer Spondylodiszitis.

Ob die erforderliche Ruhigstellung durch Bettruhe und später Korsett oder durch eine Operation erzielt werden muss, hängt vom Ausmaß der Zerstörung der Wirbelkörper und Bandscheiben sowie vom Vorhandensein von Lähmungserscheinungen und vom Allgemeinzustand des Patienten ab. Die Entscheidung zugunsten eines operativen oder konservativen Vorgehens muss stets individuell erfolgen.

Operationsindikationen stellen eine Eiteransammlung im Psoasbereich (Abszess im Umfeld des Hüftbeugermuskels) oder im Spinalkanal, Lähmungserscheinungen, ausgedehnte knöcherne Destruktionen, Instabilität, Versagen der konservativen Therapie, ein septisches Krankheitsbild etc. dar. Die operative Ruhigstellung der Wirbelsäule erfolgt über einen Fixateur interne (Schrauben-Stab-System). In den Bandscheibenraum kann ein Knochenspan oder ein sogenannter Cage (Platzhalter) eingebracht werden.

Für die konservative Therapie sprechen eine geringe Ausbreitung in Weichteile, geringe knöcherne Destruktionen, der Befall mehrerer Segmente sowie ein schlechter Allgemeinzustand und schlechte Prognose wie z. B. bei einem moribunden (im Sterben liegenden) Patienten.

Die Spondylodiszitis ist zwar sehr selten, aber mit einer relativ hohen Sterblichkeitsrate verbunden. Nach konservativer, aber auch operativer Therapie verbleiben häufig Restbeschwerden, die verbleibende Lebensqualität liegt deutlich unter jener der Normalbevölkerung.

SKOLIOSE

Eine Skoliose ist eine dauerhaft bestehende (fixierte) seitliche Verbiegung der Wirbelsäule. Sie ist weder aktiv noch passiv vollständig ausgleichbar. Es werden zwei Arten der Skoliose unterschieden:

- idiopathische Skoliose (tritt ohne erkennbare Ursache auf)
- degenerative Skoliose (abnutzungs- und verschleißbedingt)

Bei der idiopathischen Skoliose liegt eine dreidimensionale Deformität der Wirbelsäule mit einer strukturellen Veränderung der Wirbelkörper vor. Durch die Verdrehung der Wirbelkörper kommt es allmählich auch zur Deformierung des Brustkorbs. Etwa 90 % der Skoliosen sind idiopathisch. Das Krankheitsbild tritt am häufigsten kurz vor der Pubertät auf. Mädchen sind dabei häufiger betroffen als Jungen. Als begünstigend vermutet man Faktoren wie eine genetische Veranlagung, ein Missverhältnis des Wirbelkörperwachstums, einen verfrühten präpubertären Wachstumsschub oder Asymmetrien der Muskulatur.

Zum Zeitpunkt der Diagnosestellung – oft wird die Skoliose in der Turnstunde erkannt – bestehen klinisch in der Regel keine Beschwerden, es ist zunächst „nur" ein kosmetisches Problem. Durch die zunehmende Verkrümmung und Versteifung treten später auch Rückenschmerzen auf. Bei einer sehr stark verkrümmten Wirbelsäule kommt es zusätzlich über die Verformung des Brustkorbes hinaus zu Auswirkungen auf die Atmung und Verdauung. Bei sehr schwerwiegend ausgeprägter Skoliose kann es sogar zu Lähmungserscheinungen kommen.

Die Feststellung einer Skoliose erfolgt durch die Anamnese und klinische Untersuchung. Bei der klinischen Untersuchung werden Körperlänge, Armspanne und Sitzgröße gemessen, im Vorneigetest wird ein vorliegender Rippenbuckel und Lendenwulst erfasst. In Seitneigung und Rotation wird die Rigidität (Steifigkeit) der Skoliose beurteilt, weiterhin werden eine Asymmetrie des Taillendreiecks, Schulterhochstand, Brustkorbdeformitäten und schräge Kopfhaltung etc. erfasst. In der Wachstumsphase ist eine regelmäßige klinische Untersuchung erforderlich, um ein Fortschreiten der Skoliose zu erfassen und das Behandlungskonzept jeweils anpassen zu können.

Im Röntgen der Wirbelsäule wird der sogenannte Cobb-Winkel (Verbiegungsgrad der Wirbelsäule) gemessen. Ab einem Cobb-Winkel über 10° spricht man von einer Skoliose. Ein MRT kann bei Verdacht auf Anomalien im Rückenmarkskanal, Tumoren oder Fehlbildungen durchgeführt werden. Die sogenannte Rasterstereographie ist eine weitere Methode zur optischen Vermessung der Skoliose. Diese Untersuchung ermöglicht es, den Rücken des Patienten ohne Einsatz von Röntgenstrahlen mittels Licht zu vermessen und zu analysieren. Sie ist allerdings nicht so exakt wie die Röntgenuntersuchung. Deshalb wird sie abwechselnd zum Röntgen durchgeführt und kann so zu einer deutlichen Reduktion der Strahlenbelastung durch Röntgenstrahlen beitragen.

Therapie

Die Behandlung einer Skoliose hat zwei Therapieziele, die Korrektur der Krümmung und die Verhinderung des Fortschreitens.

Die konservative Therapie der Skoliose umfasst die Bewegungstherapie und die Orthesenbehandlung (Korsettversorgung). Die Bewegungstherapie bzw. Physiotherapie umfasst eine Haltungsschulung sowie die Kräftigung der Muskulatur und Verbesserung der Herz-Lungen-Funktion. Eine spezielle Physiotherapie zur Skoliose-Behandlung ist die sogenannte Schroth-Therapie.

Die Korsettbehandlung erfolgt ab einem Cobb-Winkel von 20° lumbal bzw. 25° thorakal oder einem Fortschreiten (Progredienz) von > 6° über einen Zeitraum von sechs Monaten. Grundvoraussetzung hierfür ist eine ausreichende Wachstumsreserve. Das Korsett sollte bis zu 23 Stunden am Tag getragen werden. Während der laufenden Korsett-Behandlung werden engmaschige klinische Verlaufskontrollen durchgeführt. Die regelmäßige Bewegungstherapie ist während der Korsett-Behandlung unerlässlich.

Eine weitere Möglichkeit ist die operative Therapie der Skoliose. Eine Operationsindikation besteht bei den idiopathischen Skoliosen bei Progredienz und einem Cobb-Winkel von 45–50°. Das ideale Alter für die Operation ist kurz vor Abschluss des Wachstums. Bei den idiopathischen Skoliosen in sehr jungem Alter versucht man daher, die Krümmung der Wirbelsäule durch die Korsettbehandlung bis zur Pubertät in einem tolerablen Maß zu halten, um sie danach operativ zu versorgen.

MORBUS BECHTEREW (SPONDYLITIS ANKYLOSANS)

Der Morbus Bechterew (Spondylitis ankylosans, „versteifende Wirbelentzündung“) ist eine autoimmunologische Systemerkrankung, die vor allem das Achsenskelett betrifft. Der Krankheitsverlauf ist chronisch fortschreitend (progredient) und erfolgt in Schüben. Es kommt unbehandelt zur Verknöcherung des Bandapparates der Wirbelsäule sowie der Bandscheiben und Wirbelgelenke. Klinisch zeigt sich die zunehmende Versteifung der betroffenen Strukturen. Am Ende erscheint die Wirbelsäule radiologisch wie ein Bambusstab. Männer sind deutlich häufiger betroffen als Frauen.

Die Krankheit beginnt meist im jungen Lebensalter schleichend, zeigt sich manchmal durch Schwellungen eines Gelenks (z. B. Kniegelenk nach Jogging) oder Schmerzen an Sehnen (Achillessehne, Achillodynie; Ellenbogen, Tennisellenbogen). Charakteristisch ist ein frühmorgendliches Schmerzmaximum eines tiefsitzenden Kreuzschmerzes, der sich typischerweise durch Bewegung bessert. Bei unbehandelten Patienten führt die fortschreitende Erkrankung zu einer Versteifung der Wirbelsäule in vorgeneigter Haltung. Dadurch wird das Leben sehr stark eingeschränkt und Stürze werden begünstigt.

Diagnose
Ein Morbus Bechterew wird durch Anamnese und klinische Untersuchung festgestellt. Diagnostisch wegweisend sind hier typische Laborparameter wie das Antigen HLA-B27, das in 95 % der Fälle nachweisbar ist, sowie auch Entzündungswerte (CRP, BSG).

In der Bildgebung ist die Methode der Wahl die Kernspintomographie (MRT) der gesamten Wirbelsäule, welche die Darstellung von entzündlichen Frühzeichen der Erkrankung – der Sakroiliitis (chronisch fortschreitende Entzündung des Kreuzdarmbeingelenks, zwischen Darmbein und Kreuzbein) – bei noch unauffälligem Röntgenbefund erlaubt. In fortgeschrittenem Stadium kann eine Sakroiliitis in einer Röntgenuntersuchung festgestellt werden. Im Röntgen kann in einem weit fortgeschrittenen Stadium das typische Bild der sogenannten Bambusstabwirbelsäule gesehen werden.

Die konservative Therapie umfasst physikalische und medikamentöse Maßnahmen. Die Bewegungstherapie bzw. Physiotherapie dient dem Erhalt der aufrechten Körperhaltung und der Beweglichkeit.

Medikamentös werden schmerzlindernd, antientzündlich und antirheumatisch wirkende Medikamente wie nichtsteroidale Antirheumatika (NSAR) sowie Biologika wie Tumornekrosefaktor-(TNF-)-alpha-Blocker eingesetzt.

Die konservativen Maßnahmen können den Morbus Bechterew in vielen Fällen verlangsamen, aber nicht komplett aufhalten. Kommt es zur Versteifung in starker Kyphose, etwa so, dass der Patient nicht mehr gerade nach vorne blicken kann, können symptomatische operative Maßnahmen notwendig werden.

OSTEOPOROSE

Die Osteoporose ist eine Stoffwechselerkrankung des Skelettsystems. Sie ist die häufigste generalisierte Skeletterkrankung im fortgeschrittenen Alter. Bei ständigen Umbauprozessen im Knochen stehen hier die Neubildung und der Abbau der Knochenbälkchen nicht mehr im Gleichgewicht, d. h. der Knochenabbau überwiegt, und die innere Struktur des Knochens wird ausgedünnt, womit die Stabilität des Knochens langsam, aber sicher verloren geht. Ein fortgeschrittenes Alter, weibliches Geschlecht, manche Medikamente, Untergewicht (BMI < 20), Kalziummangel, Bewegungsmangel, genetische Veranlagung etc. begünstigen die frühzeitige Entstehung einer Osteoporose.

Die Osteoporose ist durch eine unzureichende Knochenfestigkeit und ein erhöhtes Frakturrisiko (Knochenbruchrisiko) gekennzeichnet. Eine Osteoporose kann somit klinisch latent (noch keine Knochenbrüche) oder manifest (Knochenbrüche durch unzureichende Knochenfestigkeit) auftreten.

Eine latente Osteoporose verläuft ohne Symptome. Erst durch Knochenbrüche (oft nach Bagatelltraumen oder Stürzen) wird sie festgestellt. Klinisch erkennbar ist die fortgeschrittene Osteoporose durch Rückenschmerzen, unsicheres Gangbild, Abnahme der Körpergröße (durch Wirbelkörpereinbrüche), Buckelbildung („Witwenbuckel"), Hautfalten am Rücken („Tannenbaumphänomen") und den sogenannten osteoporotischen Kugelbauch.

Die Feststellung der Osteoporose erfolgt durch die Anamnese, klinische Untersuchung sowie Blutuntersuchung. Die wesentliche bildgebende Untersuchung sind die Knochendichtemessung („DEXA-Messung") und CT.

Therapie
In der Prävention und Behandlung der Osteoporose sind regelmäßige körperliche Aktivität und Training mit ausreichender Belastung des aktiven und passiven Stütz- und Bewegungsapparates zur Förderung von Muskelkraft und Koordination bzw. Balance essenziell.

Eine vernünftige Ernährung mit ausreichender Kalzium- sowie Vitamin D3-Zufuhr ergänzt die konservative Therapie der Osteoporose. Nach Risikoabschätzung – und dem klinischen Verlauf der Osteoporose angepasst – können spezifische Osteoporose-Medikamente und Hormone verabreicht werden. Ziel etwaiger Osteoporose-Operationen sind die Schmerzreduktion und die Wiederherstellung der Belastbarkeit, z. B. nach Frakturen.

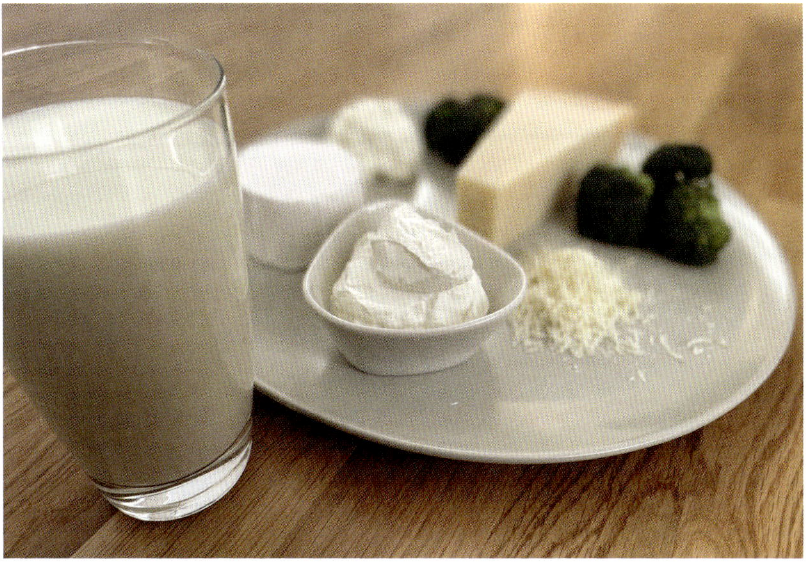

Abb. 7: Eine ausreichend kalziumhaltige Ernährung, beispielsweise mit Milchprodukten, ist eine wichtige Ergänzung zur Therapie der Osteoporose.

WIRBELSÄULENTUMOREN UND -METASTASEN

Wirbelsäulentumoren werden in primäre (Ursprungsort Wirbelsäule) und sekundäre (Metastasen anders lokalisierter, primärer Tumorerkrankungen) unterteilt.

Primäre Wirbelsäulentumoren sind selten. Sie können gutartig (benigne) oder bösartig (maligne) sein. Zu den gutartigen gehören etwa Tumoren der Blutgefäße (Hämangiome), Nerventumoren (Neurofibrome), Osteoid-Osteome, Osteoblastome sowie aneurysmatische Zysten. Häufig sind sie ein Zufallsbefund. Zumeist werden diese in regelmäßigen Abständen untersucht, d. h. nur beobachtet. Bei ungünstiger Lage können allerdings auch gutartige Tumoren schwerste Störungen (wie z. B. Lähmungen) verursachen und müssen operiert werden.

Zu den bösartigen Tumoren gehören beispielsweise Riesenzelltumoren, Chondrome, Fibrosarkome, Osteosarkome (Knochentumoren), Chondrosarkome (Knorpeltumoren), Ewingsarkome (Knochentumoren, die vor allem im jungen Alter auftreten).

Sekundäre Wirbelsäulentumoren (Metastasen) sind häufiger. Knochenmetastasen sind Absiedlungen eines anderen Tumors (Tochtergeschwülste), typischerweise Absiedelungen eines Brust-, Prostata-, Lungen-, Schilddrüsen-, Nierenkrebses oder auch eines Melanoms. Ein multiples Myelom ist eine vom lymphatischen Gewebe des Knochenmarks ausgehende bösartige Erkrankung, die ebenfalls Löcher (Lysen) in der Wirbelsäule verursachen und damit Schmerzen und Frakturen auslösen kann.

Diagnose

Wirbelsäulentumoren erkennt man anamnestisch und klinisch durch typischerweise in Ruhe sowie nächtlich auftretende Schmerzen im Bereich der Wirbelsäule sowie zusätzlich durch Leistungsabfall, Appetitlosigkeit, Gewichtsabnahme, Fieber und manchmal auch Lähmungserscheinungen.

Die Feststellung von Wirbelsäulentumoren erfolgt durch Anamnese, klinische Untersuchung und bildgebende Verfahren. Obwohl in der Röntgenuntersuchung im Anfangsstadium die strukturellen Veränderungen der Wirbelsäule häufig noch nicht festgestellt werden können, kann sie zur Diagnosesicherung und Abgrenzung zu degenerativen, abnutzungs- und verschleißbedingten sowie unfallbedingten Veränderungen beitragen. Die Magnetresonanztomographie (MRT) ist die Methode der Wahl. Die Computertomographie (CT) wird für die Beurteilung der knöchernen Strukturen und zur Einschätzung der Stabilität der Wirbelsäule durchgeführt. Eine Positronenemissionstomographie (PET) kann Informationen über den veränderten (Tumor-)Stoffwechsel liefern. In Kombination mit einer CT bzw. MRT kann man so im gesamten Körper etwaige weitere Tumorabsiedlungen aufspüren. Wenn durch diese Untersuchungen (Röntgen, CT, MRT und PET) nicht ausreichend Informationen geliefert werden können, kann eine gezielte feingewebliche (histologische) Untersuchung nach Biopsie Klarheit bringen.

Ziel der Behandlungsplanung ist es, die für den betroffenen Patienten aktuell – der Prognose und dem Zustandsbild angepasste – bestmögliche, individuelle Therapie zu finden. Dies geschieht in der Regel in einem interdisziplinären Tumorboard mit Spezialisten aus verschiedenen Fachbereichen wie Orthopädie, Chirurgie, Onkologie, Radiologie, Strahlentherapie, Physikalische Medizin und Rehabilitation. Nach der Fallbesprechung in diesem ärztlichen Zusammentreffen werden die individuellen Behandlungsziele und Möglichkeiten des Patienten festgelegt.

Die Prognose ist sehr unterschiedlich und hängt von Faktoren wie Tumorart, Ausbreitung des Tumors, neurologischen Ausfällen und Allgemeinzustand des Patienten ab.

Die konservativen Behandlungen umfassen Strahlentherapie (Radiotherapie, insbesondere zur Metastasenbehandlung), Chemotherapie (unterstützend nach der Operation oder auch als eigenständige Therapie), Hormontherapie (bei hormonempfindlichen Tumoren), Medikamente (wie z. B. Bisphosphonate zur Schmerzlinderung bei Knochenmetastasen sowie zur Verringerung des Risikos pathologischer Frakturen).

Bei der operativen, chirurgischen Behandlung ist es das oberste Ziel, den Tumor möglichst vollständig zu entfernen und gleichzeitig das Risiko einer Rückenmarksschädigung zu minimieren. Vor der Operation kann eine Embolisation (Verschluss von Blutgefäßen durch das Einbringen von gefäßblockierenden Substanzen) von z. B. vermehrt durchbluteten (hypervaskularisierten) Tumormetastasen durchgeführt werden, um einen massiven Blutverlust während der Operation zu vermeiden.

RÜCKENSCHMERZ AUS SICHT DER INNEREN MEDIZIN

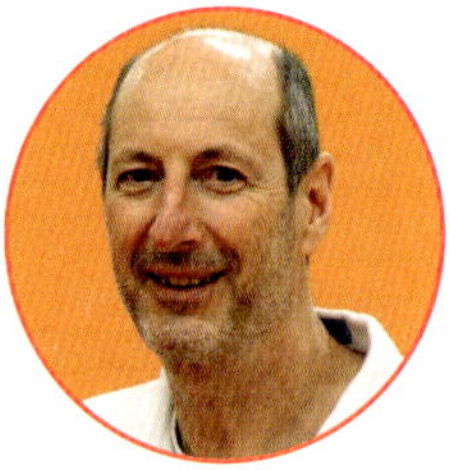

„Rückenschmerzen können auch auf klinisch relevante innere Erkrankungen hinweisen."

Christoph Wiltschke

Die weitaus häufigsten Ursachen von Rückenschmerzen sind degenerative Veränderungen (Abnutzung) des Knochen- und Gelenkssystems, trivial meist als „Abnützungserscheinungen" beschrieben. Diese sind eher eine Problematik des fortgeschrittenen Alters, können aber bei familiärer Veranlagung oder besonderen Lebensumständen (schwere berufliche Belastung, starkes Übergewicht etc.) auch schon in jüngeren Jahren auftreten.

Es ist aber nicht auszuschließen, dass Rückenschmerzen ein Symptom einer internen (systemischen) Erkrankung sind. Dann steht neben der Therapie der Schmerzen vor allem die Behandlung der Grunderkrankung im Vordergrund.

Diese Erkrankungen sind den Formenkreisen der Entzündungen, den Tumorerkrankungen oder den Erkrankungen durch veränderte (meist verminderte) Durchblutung zuzuordnen. Dabei ist es wichtig zu wissen, dass auch krankhafte Veränderungen von inneren Organen, die gar nicht im Rückenbereich liegen, manchmal als Rückenschmerzen empfunden werden können.

Eine Angina pectoris genannte vorübergehende Minderdurchblutung des Herzmuskels kann zu Schmerzen und Enge (Angina) in der Brust mit Beklemmungsgefühlen und Atemnot sowie Übelkeit und Erbrechen führen. Manchmal können aber Rückenschmerzen das stärkste Symptom bei Herzdurchblutungsstörungen sein. Beim Herzinfarkt (Myokardinfarkt) können die Schmerzen zwischen die Schulterblätter in den Rücken ausstrahlen. Eine virale oder bakterielle Herzmuskelentzündung (Myokarditis) kann ebenso wie eine

Herzbeutelentzündung (Perikarditis) zu Schmerzen in der Schulterblattregion und Rückenschmerzen führen. Auch ein Aortenaneurysma, d. h. eine Erweiterung der Aorta (Hauptschlagader), kann zu Rückenschmerzen führen.

Bei Pneumonien (Lungenentzündungen) können Rückenschmerzen neben Husten und Fieber diagnostisch wegweisend sein, dies insbesondere bei einer „kalten" Lungenentzündung (ohne Fieber). Bei einem Pneumothorax (Lungenkollaps) mit einer spontanen oder durch eine Erkrankung oder ein Trauma hervorgerufenen, auftretenden Luftansammlung im Raum zwischen Lunge und Brustwand (Pleuraraum bzw. Pleuraspalt) setzen plötzlich Schmerzen im Brustbereich mit Ausstrahlung bis in den Rücken ein. Bei einer Lungenembolie (Verschleppung eines Gerinnsels in die Lunge) und einem Lungeninfarkt (Gewebsuntergang in der Lunge mit einer Herzbelastung als Folge der Embolie) kann es zu Schmerzen in der Brust mit Fortleitung in den Rücken kommen. Eine Rippenfellentzündung oder Pleuritis kann zu stechenden Brustschmerzen und Rückenschmerzen führen.

Schmerzen sind kein häufiges Symptom von Tumorerkrankungen im Frühstadium, schon hingegen bei fortgeschrittenen Stadien und Metastasen – und jenes Symptom, das die Lebensqualität am stärksten einschränkt. Gründe sind meist das Einwachsen des Tumors oder der Metastasen in Nerven oder Knochen. Ein Pancoast-Tumor ist beispielsweise ein bösartiger Lungenspitzentumor, der auch Schmerzen im Bereich der Halswirbelsäule und am Übergang zur Brustwirbelsäule hervorrufen kann. Tumoren an der Wirbelsäule oder an den Rippen können gut- oder bösartig sein, wobei Letztere von dort ausgehen oder Metastasen anderer Tumorerkrankungen darstellen können.

Nierenbeckenentzündungen (Pyelonephritiden) und Prostataentzündungen können neben Schmerzen und Brennen beim Urinieren auch Rückenschmerzen zur Folge haben. Nierensteine und sogenannter Nierengrieß können zu kolikartigen, d. h. krampfartigen, stechenden Rückenschmerzen führen, die klinisch zumeist einen sogenannten undulierenden (wellenförmigen) Verlauf zeigen.

Eine Gürtelrose (durch eine Varizella-Zoster-Infektion) führt zu einem charakteristischen, sehr schmerzhaften Hautausschlag meist entlang des Ausbreitungsgebietes von Nerven und einseitig am Rumpf und zu entsprechenden Rumpf- und Rückenschmerzen.

Brennende Schmerzen hinter dem Brustbein, die wir als Sodbrennen wahrnehmen, können bei der Refluxerkrankung (spezielle Form der Speiseröhrenentzündung oder Ösophagitis durch Rückfluss von Mageninhalt in die Speiseröhre) auch in den Rücken ausstrahlen. Dasselbe gilt auch für Speiseröhrenverletzungen. Eine Entzündung der Bauchspeicheldrüse (Pankreatitis) führt zu Schmerzen im Oberbauch mit gürtelförmiger Ausstrahlung bis hin zu Rückenschmerzen.

Bei allen genannten Diagnosen kann der Rückenschmerz ein hinweisendes Symptom sein. Die Therapie des Rückenschmerzes steht hier nicht im Vordergrund. In den meisten Fällen ist eine konservative, internistische Behandlung angezeigt bzw. kann auch ein operativer Eingriff erforderlich werden.

Zudem können auch in der Schwangerschaft Rückenschmerzen durch die hormonelle Umstellung und die damit verbundene Lockerung von Sehnen und Bändern im Beckenbereich auftreten (siehe Kapitel „Schwangerschaft“).

RÜCKENSCHMERZ AUS SICHT DER PHYSIKALISCHEN MEDIZIN UND REHABILITATION

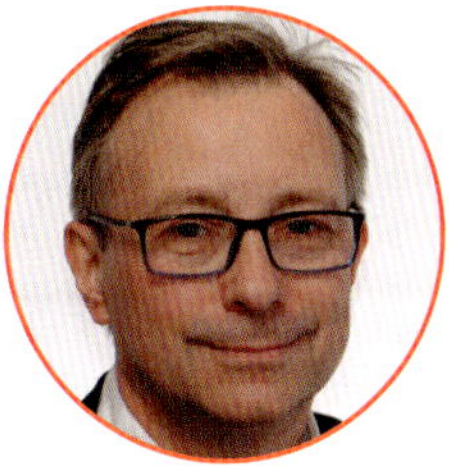

„Für Patienten mit Rückenschmerzen aller Art sind gerade Fachärzte für Physikalische Medizin und allgemeine Rehabilitation sowie einschlägige Kliniken, Abteilungen und Institute beliebte Ansprechpartner. Deren Domänen sind konservative Schmerzbehandlung, Mobilisierung und Mobilität.“

Richard Crevenna

DIAGNOSTIK

Die Diagnostik von Rückenschmerzen entspricht in der Physikalischen Medizin und Rehabilitation der bereits in den vorangegangenen Kapiteln beschriebenen. Hier wie dort sollen spezifische von unspezifischeren Schmerzen differenziert und Problemfälle mit hoher Chronifizierungswahrscheinlichkeit detektiert werden. Anamnese und klinische Diagnostik am Stütz- und Bewegungsapparat sind dabei besonders wichtig. Durch Fehlhaltungen, einseitige Über- und Fehlbelastungen, eingeklemmte Nervenwurzeln, mangelnde Bewegung etc. können Muskelverspannungen und dadurch Rückenschmerzen hervorgerufen werden. Eine Wirbelblockade, die langsam, aber auch plötzlich – etwa durch „Verheben“ beim Wechseln eines Autoreifens – auftreten kann, führt ebenfalls zu Schmerzen (häufig mit Ausstrahlung in die Arme oder Beine). Eine Kreuz-Darmbein-Blockade (Sacroiliacal-Blockade, SIG-Blockade) zählt ebenfalls zu den Wirbelblockaden. Bandscheibenvorfälle mit Druck auf benachbarte Nervenwurzeln können massive, meist ausstrahlende Rückenschmerzen verursachen. Eine – häufig durch einen Bandscheibenvorfall ausgelöst – Ischialgie führt durch Nervenreizung („Ischias“) zu teilweise massiven Schmerzen, die über das Gesäß und die Rückseite des Oberschenkels bis zum Fuß ausstrahlen.

Wichtig ist aber gleichzeitig zu wissen: Nicht jeder Bandscheibenvorfall fällt zwingend klinisch auf und führt zu Schmerzen. Nicht selten bleibt ein Bandscheibenvorfall asymptomatisch und ist damit lediglich ein Zufallsbefund im MRT bei einem gleichzeitig klinisch völlig unauffälligen und schmerzfreien Patienten.

Wenn der altersbedingte Gelenkverschleiß an der Wirbelsäule (Arthrose der Wirbelsäulengelenke) über das normale Maß hinausgeht, spricht man auch vom **Facettensyndrom** (degenerative Abnutzung, „Verschleiß"), wobei die Schmerzen als Startschmerz, besonders zu Beginn einer Bewegung (wie beim Aufstehen) auftreten und im Laufe der Bewegung langsam nachlassen.

Die **Vertebrostenose** (Spinalkanalstenose) stellt eine Wirbelkanalenge mit Druck auf das Rückenmark bzw. die austretenden Nervenwurzeln und der Folge von Schmerzen dar.

Eine **Skoliose** ist eine seitliche Wirbelsäulenverkrümmung mit vorzeitigem Verschleiß, der u. a. Muskelverspannungen und Rückenschmerzen sowie weitere Symptome auslösen kann.

Der **Morbus Scheuermann** – auch als Adoleszentenkyphose bezeichnet – führt zu Buckelbildung und Rundrücken, Rückenschmerzen und Bewegungseinschränkungen.

Ein **Morbus Bechterew** (Spondylitis ankylosans, „versteifende Wirbelentzündung") ist eine fortschreitende chronisch-rheumatische Entzündung der Wirbelsäule sowie des Kreuz-Darmbein-Gelenks (Sacroiliacalgelenk, SIG). Die Folge sind tiefsitzende Kreuz- und Rückenschmerzen und eine Versteifung der Wirbelsäule.

Ein **Wirbelgleiten** (Spondylisthesis) wiederum ist eine Instabilität mit der Verschiebung von Wirbeln gegeneinander. Das Beschwerdebild ist unterschiedlich und reicht von Beschwerdefreiheit über Rückenschmerzen unter Belastung oder bei bestimmten Bewegungen bis hin zu neurologischen Ausfällen mit Gefühlsstörungen oder Lähmungen.

Eine **Osteopenie** führt letztlich zur **Osteoporose** (Knochenschwund) mit zunehmender Erweichung und Frakturanfälligkeit des Skeletts. Neben Knochenbrüchen nach Bagatelltraumen (wie z. B. beim Hinfallen) kommt es zu Wirbelkörpereinbrüchen, Veränderung des Körperbaus und Rückenschmerzen.

UNSPEZIFISCHER KREUZSCHMERZ

Schmerzen im Bereich zwischen den 12. Rippen und den unteren Glutealfalten (Gesäßfalten) mit oder ohne Ausstrahlung ins Bein werden als Kreuzschmerz bzw. Low Back Pain bezeichnet. Das Symptom Kreuzschmerz ist eines der am weitesten verbreiteten Leiden in unserer modernen, industrialisierten Welt. Die Einteilung von Kreuzschmerzen erfolgt in

- akute (Schmerzdauer 1 bis 4 bzw. max. 6 Wochen),
- subakute (Schmerzdauer 5 bzw. 6 bis 12 Wochen) und
- chronische (Schmerzdauer > 12 Wochen bzw. 3 Monate oder episodisch innerhalb von 6 Monaten).

Risikofaktoren für die Entstehung von unspezifischem Kreuzschmerz sind u. a. Haltungsinsuffizienzen und Fehlhaltungen (Skoliose, verstärkte Kyphose, verstärkte Lendenlordose, abgeflachte Lendenlordose, Beinlängendifferenz, Beckenschiefstand) sowie Funktionsstörungen der Wirbelsäule (Hypermobilität, segmentale Hypomobilitäten bzw. Blockierungen) sowie Muskelschwäche und „muskuläre Dysbalancen". Degenerative Veränderungen der Wirbelsäule bis hin zu Bandscheibenprotrusionen gelten als Risikofaktoren, sind aber schwierig zuzuordnen, weil sie meist mit den Beschwerden nicht korrelieren.

Diagnose
Unspezifischer Kreuzschmerz wird bei jenen Patienten angenommen, bei denen keine spezifische Diagnose möglich ist. Kann man dagegen eine pathologische Strukturstörung diagnostizieren, die eindeutig dem Kreuzschmerz zugrunde liegt, wird von spezifischem Kreuzschmerz gesprochen.

Wichtig ist die genaue Erhebung der Krankengeschichte mit allgemeiner Anamnese, Schmerzanamnese und dem Abfragen der „Red Flags" und „Yellow Flags".

Das klinische Bild kann je nach Stadium und Schmerzintensität variieren, wobei der Großteil der Kreuzschmerzen durch lokale, unspezifische Beschwerden charakterisiert ist. Beim akuten Schmerz zeigen sie sich als Ziehen und dauerhafter Druck mit Muskelhartspann neben der unteren Brustwirbelsäule und Lendenwirbelsäule und der Gesäßmuskulatur. Ein „Hexenschuss" (akute Lumbago) ist ein akut auftretender Kreuzschmerz, bei dem sich die Betroffenen kaum bewegen und nur unter starkem Schmerz aufrichten können.

Bei chronischen Kreuz- und Rückenschmerzen sind die Symptome dauernd vorhanden oder kommen immer wieder (rezidivierend, exazerbierend). Der Schmerz kann oberflächlich oder tief empfunden werden, einen hellen, scharfen oder dumpfen Charakter haben. Die Einschränkung der Beweglichkeit der Lendenwirbelsäule (Hypomobilität) kann die ganze Lendenwirbelsäule betreffen oder auch segmental beschränkt sein. Ein muskulärer Hartspann ist nicht selten. Schlafstörungen (beim akuten Schmerz eher Einschlafstörungen, beim chronischen eher Durchschlafstörungen) sind ein häufig einschränkendes Begleitsymptom.

Der chronische Kreuzschmerz kann sich durch Angst-Vermeidungsverhalten (Fear-Avoidance-Belief-Modell) auf der körperlichen (beispielsweise körperliche Schwächung bzw. Dekonditionierung) und der psychischen Ebene (z. B. Depressivität, Angst) auswirken und zu weiterem Schon- und Vermeidungsverhalten, inadäquater Krankheitsbewältigung und zu sozialer Isolation und Arbeitsplatzverlust führen.

Von den unspezifischen (ungefährlichen, ohne aktuell fassbare Strukturänderung) müssen die spezifischen Kreuzschmerzformen abgegrenzt werden, die sowohl diagnostisch als auch therapeutisch ein anderes Vorgehen erfordern. Zu letzteren zählen z. B. Tumorabsiedelungen, Infektionen, Verletzungen, Stoffwechselerkrankungen, psychische Erkrankungen, bestimmte degenerative Veränderungen mit Nervenwurzelirritationen, Spondylolisthese, Vertebrostenose, aber auch Hüftgelenkserkrankungen sowie internistische, gynäkologische und urologische Erkrankungen etc.

Therapie
In der Therapie des unspezifischen Kreuzschmerzes – die leitliniengerecht erfolgen sollte – kommen auch physikalische Therapiemaßnahmen in Frage.

Diese umfassen z. B. Wärmeanwendungen, Massagen, elektrotherapeutische Applikationen und vor allem Bewegungstherapien, die Physiotherapie, aber insbesondere auch die Medizinische Trainingstherapie. Wärme kann in der Physikalischen Medizin durch Packungen (z. B. Moorpackungen), Bäder und weitere balneologische Anwendungen, Ultraschall, Licht- und Lasertherapie, Elektrotherapie (z. B. Kurzwelle) etc. erzeugt und appliziert werden. Die primären Empfehlungen des „American College of Physicians" beim akuten und subakuten Kreuzschmerz umfassen die nicht-medikamentöse Therapie mittels oberflächlicher Wärme, Massage sowie auch Akupunktur und Manualmedizin. Die Bewegungstherapie durch Physiotherapeuten und die Medizinische Trainings- und Übungstherapie zielt u. a. auf eine Verbesserung in den motorischen Grundeigenschaften nach Hollmann ab.

Der chronische Kreuzschmerz wird primär mit nicht-medikamentösen Maßnahmen behandelt, in erster Linie mit Trainingstherapie im Rahmen einer multidisziplinären Rehabilitation und Therapie. Letztere besteht in der Regel aus einer Kombination von physikalischen Maßnahmen – in der internationalen Literatur nicht eindeutig definiert mit Elementen der Mechanotherapie wie Massage, Ultraschall, Krafttraining, Ausdauertraining, Thermotherapie wie Wärmepackungen, Elektrotherapien wie die transkutane elektrische Nervenstimulation (TENS) und Interferenzstrom, Lichttherapie wie Infrarot und die Low-Level-Laser-Therapie, Balneo- und Hydrotherapie etc. – mit psychologischen und/oder sozialen sowie arbeitsbezogenen Maßnahmen.

Zusätzliche Aspekte der multidisziplinären Rehabilitation und Therapie stellen u. a. Akupunktur, achtsamkeitsbasierte Stressreduktion („moderate-quality evidence"), Tai-Chi, Yoga, Übungen zur Verbesserung der Bewegungskontrolle, die progressive Muskelrelaxation (Jacobson), Elektromyographie-Biofeedback, operante Verhaltenstherapie und Wirbelsäulen-Manipulation dar.

RÜCKENSCHULE

Rückenschulprogramme sind Gruppenkonzepte zur Prävention und zur Behandlung von Rückenschmerzen. Diese informations- und bewegungsbezogenen Gesundheitsprogramme haben das Ziel, die Rückengesundheit zu fördern und der Chronifizierung bereits bestehender Schmerzsituationen vorzubeugen. Rückenschulprogramme umfassen zumeist acht bis zwölf Sitzungen. Ihre Wirksamkeit als präventive Maßnahme gegen „unspezifische" Rückenschmerzen gilt als gesichert.

Ziele sind u.a. die Stärkung der physischen und psychosozialen Gesundheitsressourcen mit einer Verminderung von Risikofaktoren für Rückenschmerzen bzw. ihr Wiederauftreten. Weiters sollen die Teilnehmer in Richtung gesundheitsförderliche Aktivität bewegt und für haltungs- und bewegungsförderliche ergonomische Verhältnisse sensibilisiert werden. Insgesamt soll die Bewältigungskompetenz bei Problemen mit dem Rücken verbessert werden. Die Vermittlung rückengerechten Verhaltens sowie von Entspannungstechniken und die aktive Kräftigung der Bauch- und Rückenmuskulatur sind neben einer gezielt vermittelten Information und Edukation wesentliche Bestandteile derartiger Programme. Sie umfassen insbesondere Wissens- und Informationsvermittlung zum Rücken sowie Hinweise zur Verhaltens- und Verhältnisprävention, Körperwahrnehmung, Verbesserung der motorischen Grundeigenschaften, Haltungsschulung, Entspannungsmethoden, Stress- und Schmerzbewältigung.

i

Rückenschulprogramme sind informations- und bewegungsbezogene (meist) Gruppenkonzepte zur Prävention und zur Behandlung von Rückenschmerzen, deren Wirksamkeit als präventive Maßnahme gegen „unspezifische" Rückenschmerzen als gesichert gilt.

THERAPIE VON RÜCKENSCHMERZEN

In der Physikalischen Medizin kommen zusätzlich zur medikamentösen Therapie bei der fachärztlichen Verordnung physikalischer Therapien physikalische Reize – eingesetzt zu Behandlungs- und Heilzwecken – zur Anwendung. Diese stammen u.a. aus den Bereichen Temperatur, Elektrizität, Licht, Klima sowie aus der Mechanik, im Sinne von Thermo-, Elektro-, Photo-, Balneo- und Klima- sowie Mechanotherapien. Auf die klassische Massage, Lichttherapien, die Extrakorporale Stoßwellentherapie (ESWT) sowie balneologische Anwendungen wird nachfolgend in Exkursen kurz näher eingegangen.

Diese unterschiedlichen Behandlungsmethoden (Modalitäten) werden fast immer in Form von Therapiepaketen individuell – unter Beachtung der individuellen Reizempfänglichkeit und -verträglichkeit – verschrieben und in Reizserien appliziert. Physikalisch-medizinische Reizserien zielen im Sinne einer sogenannten Reiz-Reaktions-Regulationstherapie auf die Beeinflussbarkeit lokaler Schmerzen sowie von Struktur- und Funktionsstörungen und auf die Regulierung gestörter physiologischer Regelsysteme ab. Der Vorteil dieser Therapien ist, dass sie wirksam sind und – fachlich richtige Indikationsstellung, Rezeptur und Durchführung vorausgesetzt – wenn überhaupt nur vernachlässigbare Nebenwirkungen, insbesondere keine zentralnervösen Nebenwirkungen aufweisen.

Beobachtungsstudien und Expertenmeinungen weisen auf die Wirksamkeit von häufig angewendeten bewährten physikalischen Modalitäten hin. Diese umfassen beispielsweise die Ultraschalltherapie auch in Form einer Phonophorese (mit Medikamentenapplikation) und Elektrotherapien wie TENS, Impulsgalvanisation, Galvanisation und Iontophorese, Interferenzstrom, stereodynamischen Strom oder Kurzwelle. Die Therapien werden in der Regel kombiniert angeboten. Diese Kombinationen umfassen stets auch Bewegungstherapien wie z. B. die Medizinische Trainings- und Übungstherapie.

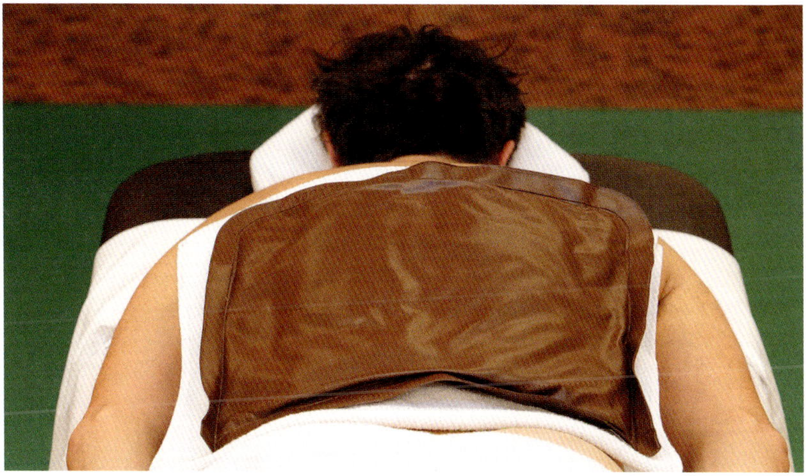

Abb. 8: Wärmebehandlung durch Applikation einer Moorpackung als Wärmeträger

Im Rahmen der Verordnung hängt die Dosierung der Therapie u. a. von Alter, Geschlecht, Reizempfänglichkeit und Allgemeinzustand des Patienten ab.

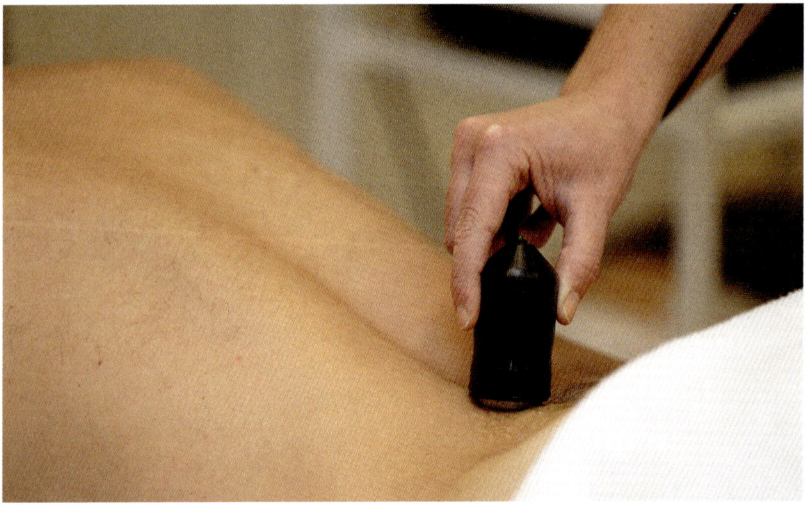

Abb. 9: Ultraschallbehandlung mit Wärmewirkung und mechanischer Wirkung

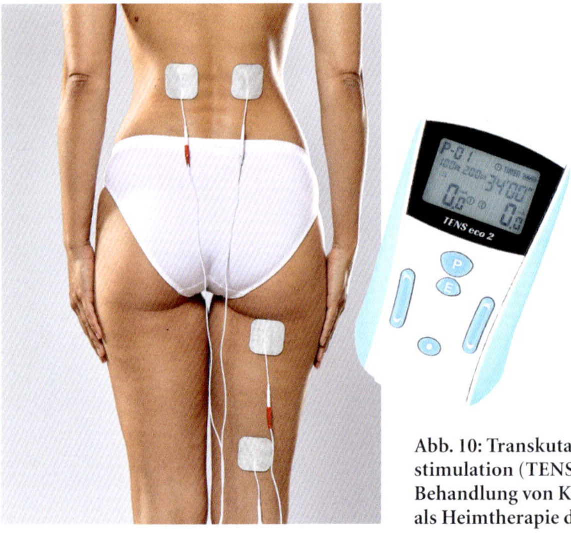

Abb. 10: Transkutane Elektrische Nervenstimulation (TENS) zur physikalischen Behandlung von Kreuzschmerzen, die auch als Heimtherapie durchgeführt werden kann

Aufgrund ihrer Natur – es sind zumeist spürbare physikalische Reize und Reizserien – sind physikalische Modalitäten bzw. Therapien rein wissenschaftlich-methodisch leider nicht wie Medikamente untersuchbar. Doch belegen mittlerweile hochwertige Studien die Wirksamkeit von physikalischen Therapien. Die Wirksamkeit von Modalitäten wie Stoßwelle, Ultraschall, diverse Applikationsformen der Elektrotherapie, Thermotherapie, Klassische Massage, Bewegungstherapie und der Medizinischen Trainings- und Übungstherapie steht heute außer Frage. Bei richtiger Indikationsstellung, Rezeptur und Durchführung physikalischer Modalitäten in Therapieserien gibt es nur vernachlässigbare Nebenwirkungen, insbesondere keine zentralnervösen Nebenwirkungen.

Individuell rezeptierte Kombinationen verschiedener Modalitäten verhelfen meist zu raschen Therapieerfolgen und zur Zufriedenheit der betroffenen Patienten. Die Therapieziele, die mit physikalisch-medizinischen Reizserien erreicht werden sollen, umfassen:

- Analgesierung bzw. Schmerzreduktion
- muskuläre Detonisierung
- muskuläre Tonisierung
- Muskelatrophieprophylaxe bzw. -aufbau
- Umstimmung von Körperfunktionen
- Aktivierung
- Mobilisierung
- Rehabilitation (Wiederbefähigung bzw. Wiederherstellung)

EXKURS: KLASSISCHE MASSAGE

Eine wirkungsvolle Behandlung ist die sogenannte „Klassische Massage" in Kombination mit einer Wärmetherapie aus dem physikalisch-medizinischen Portfolio sowie mit Bewegungstherapie.

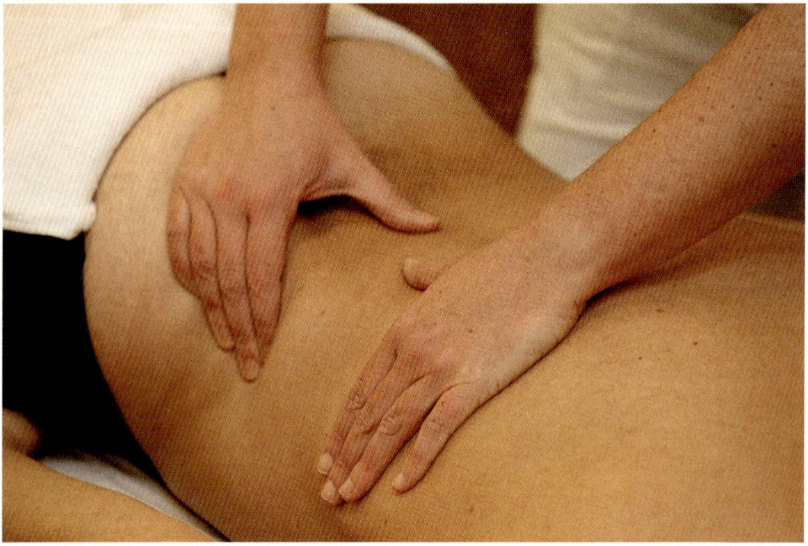

Abb. 11: Massagebehandlung zur Detonisierung (Entspannung) verspannter Muskelpartien

Bei der Klassischen Massage ist die Kombination mit anderen physikalischen Modalitäten, insbesondere Maßnahmen aus der Thermotherapie (Moorpackungen, Fangopackungen, Heupackungen, diverse Bäder, Ultraschall, Infrarottherapie, Kurzwellentherapie etc.) sinnvoll.

Massagen gehören zur Mechanotherapie. Bei der Mechanotherapie werden durch die serielle Applikation mechanischer Reize (Dehnungs-, Zug- und Druckreize, die durch die Massage hervorgerufen werden) Heilzwecke verfolgt.

Die Grifftechniken der Klassischen Massage umfassen

- Streichung (Effleurage),
- Knetung (Petrissage),
- Reibung (Friktion),
- Erschütterung oder Vibration und
- Klopfung (Tapotement).

Weiters gibt es

- die Zirkelung,
- Verschiebung,
- Dehnung und
- das Arbeiten mit den sogenannten Triggerpunkten.

Massageöle wirken als „Schmier- und Gleitmittel", welche die Massage und Massagebewegungen ermöglichen. Weiters kann die Haut durch Inhaltsstoffe der Öle im Sinne einer hautpflegenden Wirkung mit Nährstoffen sowie Vitaminen versorgt werden.

EXKURS: PHOTOTHERAPIE (LICHTTHERAPIE) BEI RÜCKENSCHMERZ

Physikalisch-medizinische Lichtreize wie sichtbares Licht, UV- und Infrarot-Licht können gegen Rückenschmerzen effektiv eingesetzt werden. Die Eindringtiefe und die energetischen Effekte jeder dieser Lichtenergien sind durch die den jeweiligen Lichtreizen zugehörige Frequenz und Wellenlänge bestimmt. Dadurch unterscheiden sich die therapeutischen Indikationen der jeweiligen Licht-Art. Infrarot(IR)-Licht („Infrarotlampe") ist eine Lichttherapie, die effektiv als Wärmezufuhr ins Gewebe, also als Thermotherapie und damit über die Wärmeentwicklung im Muskel wirkt.

Low-Level-Lasertherapie und Rotlichtreize aus dem sichtbaren und Nah-Infrarot(NIR)-Bereich ermöglichen ein schonendes, tiefes Eindringen ins Gewebe (ohne begleitende Haut- und Gewebeschädigung) und wirken nicht über Wärmezufuhr ins bzw. Wärmeentwicklung im Gewebe wie etwa IR-Licht. Die positiven Effekte auf Heilungs- und Regenerationsprozesse bei der Behandlung von Muskel-, Sehnen- und Gelenksbeschwerden beruhen bei dieser Lichtmodalität auf der Photobiomodulation. Diese führt zu analgetischen (schmerzlindernden) und antiinflammatorischen (antientzündlichen) sowie regenerativen Wirkungen, indem diese speziellen Lichtreize relativ tief ins Gewebe eindringen. Dort beeinflussen sie die Stoffwechselsituation auf zellulärer und Gewebsebene positiv. Durch eine Frequenzmodulation soll eine weitere Optimierung der Effektivität sowie eine Intensivierung der beschriebenen Wirkung erreicht werden.

EXKURS: EXTRAKORPORALE STOSSWELLENTHERAPIE (ESWT)

Die extrakorporale Stoßwellentherapie hat sich aufgrund ihrer Effektivität und aufgrund relativ überschaubarer Nebenwirkungen in den letzten 25 Jahren insbesondere bei myofaszialen Schmerzsyndromen wie u. a. beim Rückenschmerz etablieren können. Muskuläre Verspannungen bzw. Muskelhartspann sowie Triggerpunkte, chronische Rückenschmerzen und Lumbalgie (Kreuzschmerz) sprechen in vielen Fällen auf die extrakorporale Stoßwellentherapie (fokussierte ESWT und Radiale Pulswellentherapie) sehr gut an. Es kommt hierbei zur Übertragung mechanischer Reize auf Gewebe, Zellen sowie das Zwischengewebe, was dort zu einer biologischen Reaktion führt. Dies spielt für viele Prozesse im menschlichen Gewebe wie Regulation, Regeneration, Adaption eine große Rolle. Gerade myofasziale, d. h. die Muskeln und Faszien betreffende, Nacken-Schulterschmerzen z. B. am Trapezmuskel sowie unspezifische Kreuz- und Rückenschmerzen sind eine sehr vielversprechende Indikation für die extrakorporale Stoßwellentherapie. Selbstredend ist auch hier eine begleitende Bewegungstherapie angezeigt, um auslösenden Ursachen wie Fehlhaltungen entgegenzuwirken.

EXKURS: BALNEOTHERAPIE („BÄDERBEHANDLUNG“)

Hierher gehört der physikalische Themenkomplex „Balneologie, Balneotherapie und Klimatherapie“, wobei Balneotherapie die Anwendung von natürlichen oder künstlichen Heilwässern (u. a. auch Gasen, Aerosolen als Bäder, Trinkkuren und Inhalationen), die bestimmte präventive oder symptomlindernde Eigenschaften besitzen, bedeutet.

Radonquellen bzw. Radonbäder wie in Bad Gastein, Bad Zell sowie Bad Kleinkirchheim und Warmbad Villach – die beiden Letzteren sind Thermalbäder mit einer sehr geringen Radonkonzentration – werden u. a. bei rheumatischen und degenerativen (durch Abnutzung und Verschleiß bedingten) Gelenkserkrankungen eingesetzt. Heilstollen wie der Böckstein-Stollen bei Bad Gastein können bei Erkrankungen des rheumatischen Formenkreises (M. Bechterew) sinnvoll sein.

Auch Schwefelbäder wie in der Therme Wien Oberlaa, Baden bei Wien, Bad Vöslau, Bad Ischl, Bad Aussee oder im tschechischen Karlsbad und Marienbad können bei rheumatologischen Erkrankungen (etwa bei Arthrosen, chronischen Gelenksentzündungen, Gelenks- und Rückenschmerzen) Anwendung finden.

EXKURS: REFLEXTHERAPIEN

Zu den Reflextherapien zählen beispielsweise die Akupunktur, Manualmedizin bzw. Chiropraxis, Infiltrationstherapie und Neuraltherapie sowie diverse Spezialmassagen wie die Reflexzonenmassage, Akupunktmassage, Tuinamassage und Schröpf-Massage. Akupunktur, Manualmedizin bzw. Chiropraxis sowie Neural- und Infiltrationstherapie sind neben der gesamten konservativen Schmerztherapie und der Stoßwellentherapie typische von Fachärzten für Physikalische Medizin und Rehabilitation ausgeübte Therapieformen.

Mittels derartiger Reflextherapien kann eine Beeinflussung innerer Organe u. a. über kutiviszerale Reflexe erreicht werden. Dies bedeutet die Reizung von Arealen bzw. Zonen an der Körperoberfläche (z. B. sogenannter Head-Zonen), die inneren Organen zugeordnet sind. Damit soll eine Art Ausgleich im gestörten Gleichgewicht (Homöostase) des Körpers erreicht werden, weswegen diese Therapien häufig auch als Regulationstherapien bezeichnet werden.

Gerade bei diesen Therapien, die häufig von den Betroffenen selbst bezahlt werden müssen, ist die wissenschaftliche Evidenz, d. h. der Beweis für ihr Wirken, der mittels hochwertiger klinischer Studien zu führen ist, wichtig, um ihren Platz in State-of-the-Art-Behandlungskonzepten zu rechtfertigen.

Akupunktur kann zur Behandlung von Patienten mit chronischen Rückenschmerzen effektiv eingesetzt werden, wenn diese im Rahmen einer multimodalen Schmerztherapie verordnet wird. Hierbei kommt es zu einer zusätzlichen Linderung chronischer Rückenschmerzen. Patienten, die mit Akupunktur behandelt werden, können häufiger wieder arbeiten gehen, schlafen besser und benötigen weniger Schmerzmedikamente.

Bezüglich der Effektivität von Akupunktur gegen akute Rückenschmerzen liegt aktuell noch keine ausreichende wissenschaftliche Evidenz vor, wenngleich empirisch sehr deutliche Hinweise dafür bestehen.

Die Physikalische Medizin und Rehabilitation ist sowohl hinsichtlich der Diagnostik als auch hinsichtlich der vielfältigen therapeutischen Modalitäten aus einem modernen interdisziplinären und multiprofessionellen Konzept in der Prävention, Therapie und Rehabilitation beim Kreuz- und Rückenschmerz nicht wegzudenken. Bei fachlich richtiger Indikationsstellung, Rezeptur und Durchführung physikalischer Maßnahmen führen diese zu vernachlässigbaren Nebenwirkungen, insbesondere keinen zentralnervösen Nebenwirkungen (Störungen der Aufmerksamkeit, Übelkeit, Konzentration, Einschränkung der Fahrtüchtigkeit etc.). Das stellt einen zusätzlichen Vorteil bei schwerwiegend erkrankten und multimorbiden Patienten sowie in der Geriatrie, in der Schwangerschaft, bei Kindern und Jugendlichen sowie bei Unverträglichkeiten bzw. Allergien im Zusammenhang mit der medikamentösen Schmerztherapie dar.

Häufig ermöglicht erst eine physikalisch-medizinisch unterstützte Schmerzreduktion und muskuläre Entspannung die darauffolgende Aktivierung mit Muskelaufbau und Mobilisierung.

RÜCKENSCHMERZ AUS SICHT DER ARBEITS- UND ORGANISATIONSMEDIZIN SOWIE ARBEITS- UND ORGANISATIONSPSYCHOLOGIE

„Über- und Fehlbelastungen am Arbeitsplatz sowie inadäquate Arbeitsbedingungen können zu Rückenschmerzen führen und diese auch aufrechterhalten."

Galateja Jordakieva und Margarete Steiner

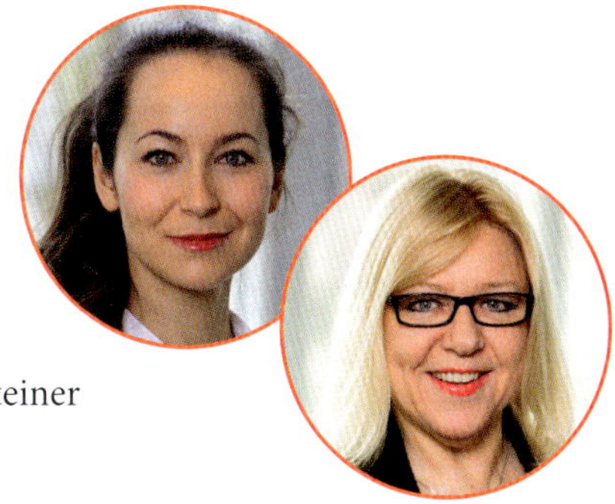

Rückenschmerzen gehören zu den am häufigsten berichteten Gesundheitsproblemen in Österreich. Fast jeder von uns ist zumindest einmal in seinem Leben von Schmerzen im Rückenbereich betroffen, wobei sich die meisten Rückenleiden innerhalb weniger Wochen bessern. Neben klar definierten zugrunde liegenden Erkrankungen der organischen Strukturen, wie etwa Bandscheibenvorfällen, können dem Rückenschmerz zahlreiche weitere Faktoren – von funktionellen bis hin zu psychosozialen Problemen – zugrunde liegen.

Viele Faktoren unserer beruflichen Tätigkeit beeinflussen unsere Gesundheit und unsere Lebensqualität. Immerhin verbringen Erwachsene im Durchschnitt knapp ein Drittel ihres Lebens am Arbeitsplatz. Auch bei Schmerzen des Bewegungsapparates spielen der Beruf bzw. Risikofaktoren am Arbeitsplatz daher eine Rolle. Die Schmerzsymptomatik und die berufliche Tätigkeit stehen in Wechselwirkung zueinander: Einerseits kann die berufliche Tätigkeit der Schmerzsymptomatik sowohl zugrunde liegen (oder aber ihr Auftreten verzögern) als auch diese (positiv oder negativ) beeinflussen. Andererseits kann die Schmerzsymptomatik die Arbeitsfähigkeit bis hin zum Verlust des Arbeitsplatzes einschränken oder aber Veränderungen notwendig machen und in einer Arbeitsplatzoptimierung resultieren. Die Wechselwirkung muss somit nicht immer negativ sein: Arbeitsplatzbezogene Faktoren können Schmerzen des Bewegungsapparates durchaus auch zum Besseren beeinflussen, wie in diesem Kapitel gezeigt wird.

Arbeitnehmerschutz dient dem Schutz des Lebens und der Gesundheit von Arbeitnehmern im Rahmen ihrer beruflichen Tätigkeit. Menschengerechte Arbeitsbedingungen und hohe Sicherheitsstandards in den Betrieben reduzieren menschliches Leid sowie volkswirtschaftliche und betriebliche Folgekosten durch Arbeitsunfälle und berufsbedingte Erkrankungen.

PHYSISCHE URSACHEN VON BERUFSASSOZIIERTEN RÜCKENSCHMERZEN

Viele Lebensstilfaktoren machen besonders empfänglich für berufsassoziierte Verletzungen und Schmerzen des Bewegungsapparates. Übergewicht und schlechter Trainingszustand können zu Rückenschmerzen beitragen. Gesunde Ernährung einschließlich regelmäßiger Zufuhr wichtiger Nährstoffe, wie Kalzium und Vitamin D, unterstützt die Erhaltung der Knochenqualität und dient z. B. der Vorbeugung von Osteoporose. Auch die Aufgabe von Nikotinkonsum dient auf lange Sicht einer besseren Durchblutung und somit der Vitalität vieler wichtiger Gewebsstrukturen.

Nicht nur schwere körperliche Belastungen, wie etwa im Gesundheits- und im Bauwesen, stellen erhebliche Anforderungen an den Rücken. Auch monotone Büroarbeit kann Rückenschmerzen verursachen oder deutlich verschlimmern. Schweres Heben und Tragen, repetitive (wiederholte) Bewegungen, einseitige Belastung, Inaktivität und bestimmte Umgebungsbedingungen können den Rücken erheblich belasten.

EINIGE SPEZIELLE, AM ARBEITSPLATZ ZU BEACHTENDE FAKTOREN

Der Kraftaufwand durch wiederholtes Heben, Ziehen oder Tragen schwerer Gegenstände kann besonders leicht zu Verletzungen führen. Allgemein sollte stets auf eine aufrechte und symmetrische Körperhaltung geachtet werden. Das gilt vor allem auch für Tätigkeiten, die einen höheren Kraftaufwand erfordern. Das Anheben schwerer Gegenstände sollte aus den Beinen heraus mit gerader Haltung und angespannter Rumpfmuskulatur erfolgen. Das möglichst rumpfnahe Halten und Tragen schwerer Gegenstände senkt den notwendigen Kraftaufwand und trägt zur Schonung der Wirbelsäule bei. Soweit verfügbar, ist auch der Einsatz technischer Hilfsmittel, wie etwa Hebevorrichtungen bzw. Wagen, zur Mobilisierung schwerer Gegenstände bzw. auch die Unterstützung von Kollegen zu empfehlen.

Repetitionen (Bewegungswiederholungen), besonders jene, die mit einer Drehung der Wirbelsäule verbunden sind, können ebenfalls Verletzungen bedingen. Bei erforderlichen repetitiven Bewegungen sollte möglichst versucht werden, körperlich anspruchsvolle mit weniger anstrengenden Aufgaben abzuwechseln. Hier sollte in der Arbeitsorganisation entsprechend der Dauer der Schichten bzw. belastenden Arbeitsphasen eine angemessene Planung der notwendigen Arbeitsunterbrechungen – im Sinne von Pausen und Ruhezeiten – etabliert sein. Weitere mögliche Maßnahmen, um Abwechslung zu schaffen und einseitige Belastung zu vermeiden, sind Aufgabenumverteilung bzw. zeitlich eingeschränkte Aktivitätsanpassung, um spezielle Tätigkeiten, die den Schmerz intensivieren könnten, zu vermeiden. Arbeitszeitanpassung oder vorübergehend längere bzw. häufigere Pausen können die Mitarbeiter, die bereits ein Therapieprogramm aufgrund von Rückenschmerzen haben, dabei unterstützen, ihre empfohlenen Muskel- und Dehnungsübungen durchzuführen.

Inaktivität kann, vor allem bei schlechter Körperhaltung und wenn lange anhaltend, Verspannungen und Rückenschmerzen begünstigen. Regelmäßiger Tätigkeitswechsel ist wie bei den einseitigen Belastungen auch bei beruflichem Einsatz mit überwiegender körperlicher Inaktivität empfohlen. Die häufigste Form dieser Problematik im modernen Arbeitsleben ist die sitzende Bildschirmarbeit.

Bei sitzender Tätigkeit, also statischer Muskelarbeit, sind ein paar Aspekte in Hinblick auf die Sitzqualität besonders wichtig. Generell ist, auch wenn man nicht gerade schwer heben und tragen muss, auf eine aufrechte Körperhaltung zu achten – so auch beim Sitzen. Die Sitzgelegenheit sollte an den Benutzer angepasst sein und eine optimale Wirbelsäulenkrümmung unterstützen. Eine „Lordosestütze“ an der Stuhllehne hilft, der betonten Kyphose nach längerem Sitzen entgegenzuwirken und diese als Fehlhaltung zu vermeiden. Die Sitzhöhe soll es möglich machen, die Füße flach und stabil auf den Boden zu stellen. Bei fixer Tischhöhe kann alternativ eine Fußstütze eingesetzt werden, falls aufgrund der Körpergröße die Füße sonst nicht flach und stabil den Boden erreichen. Symmetrisches Sitzen wird auch durch das Entfernen des Mobiltelefons bzw. des Geldbeutels aus der Hosentasche gefördert. Das Vermeiden von häufigem Verdrehen der Wirbelsäule, z. B. durch Platzieren der meist verwendeten Gegenstände in den unmittelbaren Greifraum am Tisch, kann ebenfalls Verspannungen und Schmerzen entgegenwirken. Das Um und Auf ist jedoch das Abwechseln der Tätigkeit mit anderen Arbeitsaufgaben, die kein Sitzen erfordern. Dies kann durch gelegentliches Wechseln auf einen Stehtisch oder durch regelmäßige Pausen zum Dehnen und Entspannen erfolgen. Alternativen zum herkömmlichen Sitzarbeitsplatz umfassen in diesem Zusammenhang auch kombinierte Sitz-Steh- oder Steharbeitsplätze. Hier gilt zu beachten, dass auch längeres Stehen in bestimmten Fällen Rückenschmerzen intensivieren kann, da die fehlende Aktivität bzw. Haltungsänderungen bei dauerhaftem Sitzen wie auch beim Stehen problematisch werden können. Es empfiehlt sich daher, nach maximal einer Stunde Bildschirmarbeit eine Pause einzulegen oder einen Tätigkeitswechsel vorzunehmen. Regelmäßige kurze Pausen von ca. zehn Minuten sind in diesem Zusammenhang deutlich wirkungsvoller als eine einzelne lange Arbeitspause am Tag.

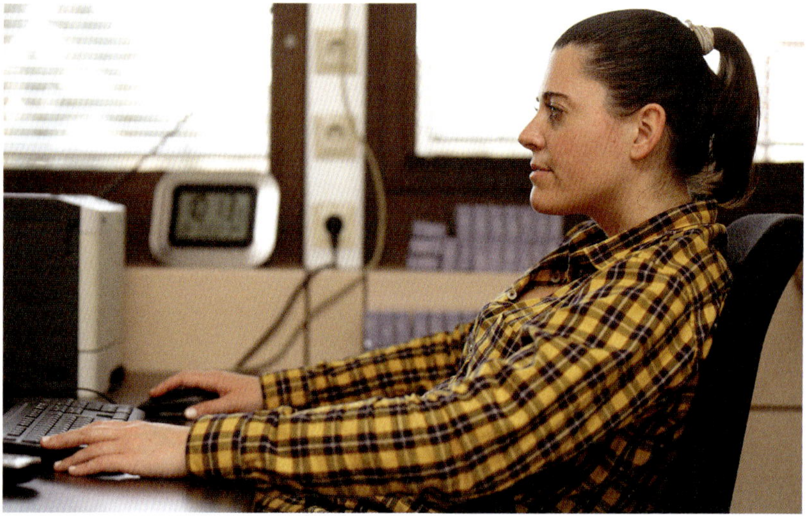

Abb. 12: Mit Computerarbeit verbundene Inaktivität und Fehlhaltungen begünstigen Verspannungen und Rückenschmerzen.

Umgebungsbedingungen wie Hitze und Kälte und mechanische Belastungen wie lokale Druckeinwirkung und Ganzkörper-Vibrationen können ebenfalls einen negativen Einfluss auf bestehende Rückenschmerzen nehmen. Übermäßige Kälte oder Hitze können bei bestehenden Vorerkrankungen des Bewegungsapparates, etwa bei Arthrosen („Gelenksabnützungen") oder Arthritis (entzündlichen Gelenkserkrankungen), zu einer kurzfristigen Intensivierung der Schmerzsymptomatik führen. Einige andere Umgebungsbedingungen können hingegen bei längerfristiger Einwirkung, wie etwa nach jahrelanger Exposition, Schädigungen der Wirbelsäule auslösen. Mechanische Erschütterungen des Körpers durch den regelmäßigen, mehrstündigen Kontakt mit vibrierenden Flächen (Ganzkörper-Vibrationen), wie etwa beim Bedienen bestimmter mobiler Arbeitsmaschinen, können vor allem Bandscheibenerkrankungen fördern. Sowohl die Einsatzbedingungen wie auch die Einwirkungsdauer, also wie lange der Körperkontakt mit der vibrierenden Sitz- oder Standfläche etc. besteht, ist hier von großer Wichtigkeit und muss deshalb frühzeitig ermittelt und bewertet werden, um ggf. Schutzmaßnahmen zu ergreifen.

PRÄVENTION VON RÜCKENSCHMERZEN AM ARBEITSPLATZ

Arbeitgeber sind laut ArbeitnehmerInnenschutzgesetz (ASchG) verpflichtet, eine optimale Arbeitsplatzqualität für ihre Mitarbeiter anzustreben und Leben wie auch Gesundheit der Arbeitnehmer zu schützen. Demnach müssen potenzielle Gefährdungen und gesundheitliche Belastungen am Arbeitsplatz regelmäßig und systematisch ermittelt und beurteilt werden. Auf Basis der Ergebnisse werden geeignete Maßnahmen zur Gefahrenverhütung festgelegt. Das betrifft Risikofaktoren für die Entstehung von Rückenverletzungen, aber auch Risikofaktoren für die Intensivierung von bereits bestehenden Rückenschmerzen.

Bei der Prävention am Arbeitsplatz wird neben der Expertise von Sicherheitsfachkräften für die Arbeitsplatzgestaltung auch die Unterstützung von Arbeitsmedizinern bzw. Betriebsärzten in Anspruch genommen. Der betraute Arbeitsmediziner erhebt im Rahmen der regelmäßigen Arbeitsplatzbegehungen arbeitsplatzbezogene Risikofaktoren für die Gesundheit bzw. kann bei Bedarf für eine Beratung bei Rückenschmerzen am Arbeitsplatz hinzugezogen werden. Das Management von Risikofaktoren für schmerzbedingte Einschränkungen erfordert oftmals auch einen multidisziplinären Ansatz: Angehöriger anderer Gesundheitsberufe wie Arbeitspsychologen, Physiotherapeuten und Ergonomen können einen wertvollen Beitrag zur Arbeitsplatzgestaltung und -optimierung liefern – sowohl in Bezug auf den Einzelfall als auch in Bezug auf den gesamten Betrieb. Initiativen im Rahmen der Betrieblichen Gesundheitsförderung, u. a. zur Verhinderung von Rückenproblemen, sind auch präventiv für schmerzfreie Mitarbeiter sinnvoll und somit für die gesamte Belegschaft vorteilhaft.

Bei bereits vorhandenen Rückenschmerzen steht im Zentrum der Bemühungen, die Betroffenen dabei zu unterstützen, ihren Zustand zu bewältigen und arbeitsfähig zu bleiben. Neben gezielten konservativen Behandlungsansätzen, wie etwa Bewegungstherapie bzw. Physiotherapie, ist regelmäßige Bewegung ein essenzieller Aspekt für den Muskelaufbau und somit die Stabilisierung der Wirbelsäulenstruktur. Längere Inaktivität zur Schonung ist in den meisten Fällen abseits akuter Erkrankungen kontraproduktiv. Somit kann die Erhaltung der Arbeitsfähigkeit im Sinne von regelmäßiger Bewegung und einer aktiven Tagesstruktur für die Besserung und Bewältigung der Schmerzsymptomatik grundlegend förderlich wirken.

Arbeitsplatzfaktoren können zwar einerseits Rückenschmerzen fördern und in einzelnen Fällen für diese sogar ursächlich sein, die Arbeit kann andererseits aber unter optimierten Bedingungen – abgesehen von den psychosozialen Vorteilen – bereits rein körperlich positive Effekte bei Rückenschmerzen aufweisen.

WIEDEREINGLIEDERUNG NACH LÄNGEREM KRANKENSTAND AUFGRUND VON RÜCKENSCHMERZEN

Die Optimierung von Arbeitsplatzfaktoren ist ein Teil der adäquaten Prävention und Behandlung von Rückenschmerzen und wirkt schmerzbedingten Fehlzeiten entgegen. Damit ist Prävention nicht nur für die Lebensqualität der Betroffenen, sondern auch gesundheitsökonomisch förderlich. Menschen mit Rückenschmerzen sind dabei zu unterstützen, arbeitsfähig zu bleiben und unter optimierten Bedingungen zum frühestmöglichen Zeitpunkt wieder zur Arbeit zurückzukehren. Denn längerfristige Fehlzeiten erschweren die Rückkehr an den Arbeitsplatz und sind nur in einzelnen Fällen für die Grunderkrankung wirklich vorteilhaft. Ziel sollte es jedoch sein, längerfristige Arbeitsausfälle, chronische Schmerzen und damit Behinderungen zu reduzieren. Der Verbleib bzw. eine frühzeitige Rückkehr an den Arbeitsplatz erhöht nicht grundsätzlich das Risiko einer erneuten Verletzung, sofern entsprechende Maßnahmen getroffen werden.

In diesem Sinne bestehen zunehmend Bestrebungen, u.a. durch Einführung und Einsatz des Wiedereingliederungsteilzeitgesetzes in Österreich, eine schrittweise Rückkehr in die Arbeit zu ermöglichen. Die veraltete Haltung, dass man entweder fit genug für den vollen Einsatz oder immer noch zu „krank“ und damit für den Job ungeeignet sei, sollte aufgegeben werden. Sowohl dem Arbeitgeber als auch dem betroffenen Mitarbeiter muss klar sein, dass eine schrittweise Wiedereingliederung über einen bestimmten Zeitraum und mit angemessenen Adaptierungen des Arbeitsplatzes zu einer schnelleren Wiedererlangung und einem dauerhafteren Erhalt der Arbeitsfähigkeit beitragen kann.

Die Betroffenen und der Betrieb selbst können bereits von einer nur vorübergehenden Tätigkeitsanpassung profitieren. Eine übermäßige Schonung und Inaktivität sollte, sofern vom betreuenden Facharzt nicht unmittelbar verordnet, jedenfalls vermieden werden. Eine sorgfältige, kontrollierte Verwendung der betroffenen Muskelgruppen ist für die Genesung grundsätzlich förderlich.

Für die Betroffenen ist es wichtig, eine negative Einstellung wie auch Herangehensweise an die Arbeit zu vermeiden und diese nicht als grundsätzlich „gefährlich“ für ihre Gesundheit anzusehen. Sie müssen aber auch rückmelden, welche Arbeitsaktivitäten ihre Rückenschmerzen verschlimmern, auch wenn diese nicht primär arbeitsbedingt sind. Die Förderung frühzeitiger Maßnahmen ist von entscheidender Bedeutung, um die Schmerzreduktion und Arbeitsfähigkeit zu erhalten. Ein stilles Leiden und Ertragen der Rückenschmerzen ist weder für den Betrieb noch für die Betroffenen sinnvoll. Frühe, einfache Anpassungen des Arbeitsplatzes, das Planen von Pausen bzw. Ausgleichsaktivitäten sowie arbeitsmedizinische Betreuung am Arbeitsplatz sind in dieser Hinsicht für beide Seiten förderlich: Die Betroffenen bleiben länger arbeitsfähig und der Arbeitgeber behält seine Belegschaft, in die er durch die Maßnahmen investiert hat.

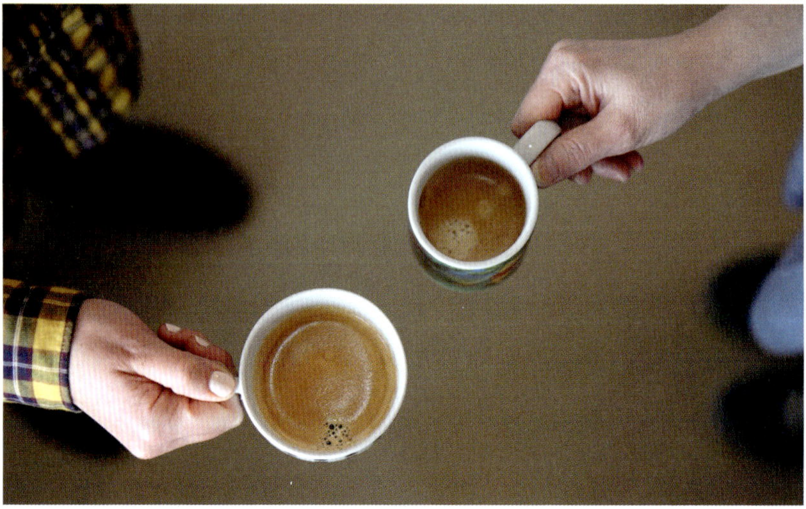

Abb. 13: Pausen sind für Arbeitnehmer ein wichtiger physischer und psychischer Ausgleich. Auch Arbeitgeber profitieren, da die Leistungsfähigkeit der Mitarbeiter langfristig erhalten bleibt.

Die Verhinderung einer Schmerzchronifizierung am Arbeitsplatz ist einerseits eine Aufgabe des Dienstgebers und somit eine betriebsärztliche Aufgabe durch die Einleitung arbeitsplatzbezogener Maßnahmen im Sinne der Prävention und Rehabilitation.

Sie liegt aber auch in der Verantwortung des Betroffenen, der durch eine rechtzeitige Kommunikation und durch das Einhalten der empfohlenen, gemeinsam mit dem betriebsärztlichen Dienst festgelegten Maßnahmen einer Schmerzchronifizierung entgegenwirken kann.

Die Förderung eines gewissen Maßes an körperlicher Aktivität und eine adäquate Pausengestaltung sind jedoch für alle Mitarbeiter im Betrieb von Vorteil, unabhängig davon, ob sie an Rückenschmerzen leiden oder nicht, und unterstützen sowohl die Gesundheitserhaltung am Arbeitsplatz als auch das Arbeitsklima.

PSYCHISCHE URSACHEN VON BERUFSASSOZIIERTEN RÜCKENSCHMERZEN

Dass Körper und Psyche eine Einheit bilden, wird bei vielen Krankheitsbildern deutlich. Schmerz wird im zentralen Nervensystem registriert und bewertet. Dort laufen nach unserem aktuellen Verständnis auch die psychischen Prozesse zusammen. Es ist daher wenig überraschend, dass psychosoziale Faktoren als unabhängige Risikofaktoren für Schmerzen des Bewegungsapparates gelten.

Arbeitsbezogene psychosoziale Faktoren beziehen sich auf die individuelle Wahrnehmung des Einzelnen hinsichtlich der Arbeitsorganisation, die Elemente wie Arbeitsstunden, Pausen, Betriebskultur und Führungsstil umfasst. Diese Faktoren werden vom Individuum emotional bewertet und können sowohl körperliche als auch psychische Beschwerden verursachen. Im beruflichen Kontext gelten psychosoziale Arbeitsmerkmale wie Arbeitsanforderungen (z. B. Verantwortung), Arbeitsplatzkontrolle (z. B. Autorität) und soziale Unterstützung (z. B. Betriebsklima, Konflikte) als eng verbunden mit dem Schmerzerleben, so auch beim Phänomen des Rückenschmerzes. Die gesundheitlichen Auswirkungen psychosozialer Arbeitsplatzfaktoren können häufig auf eine Kombination verschiedener Faktoren zurückgeführt werden und sollten jedenfalls bei Mitarbeitern mit chronischen wie auch wiederkehrenden Rückenschmerzen Berücksichtigung finden.

ARBEITSPLATZBEZOGENE RISIKOFAKTOREN („BLUE FLAGS" UND „BLACK FLAGS")

Psychische Belastungen, die über längere Zeit in hoher Intensität bestehen, können in ihren unterschiedlichen Erscheinungsformen gesundheitliche Risikofaktoren darstellen. Neben psychosozialen Risikofaktoren können vor allem arbeitsplatzbezogene Faktoren das Entstehen chronischer Kreuzschmerzen beeinflussen.

Die optimale Erhaltung und Förderung der physischen und psychischen Gesundheit bzw. der individuellen Leistungs- und Arbeitsfähigkeit arbeitender Menschen ist gesetzlicher Auftrag an Arbeitgeber und Unternehmen und Thema der Arbeitsmedizin und Prävention. Zusätzlich zu dieser gesetzlich vorgegebenen arbeitsmedizinischen Betreuung bietet die Organisationsmedizin einen über die Möglichkeiten der Arbeitsmedizin deutlich hinausgehenden, systemischen Ansatz zur Optimierung von Gesundheit, Motivation und Commitment sowie der Produktivität von arbeitenden Menschen.

Die von Beschäftigten subjektiv empfundenen physischen und psychischen Belastungen am Arbeitsplatz werden als „Blue Flags“ bezeichnet. Objektiv messbare Faktoren am Arbeitsplatz sowie soziale Rahmenbedingungen, die durch den Arbeitgeber vorgegeben sind, werden „Black Flags“ genannt. Weiters wird zwischen physikalischen, ergonomisch belastenden Merkmalen der Arbeit wie ungünstige Körperhaltungen und Bewegungsabläufe (Zwangshaltungen, Heben und Tragen schwerer Lasten, Vibrationen) und arbeitsbedingten psychischen Belastungen unterschieden. Arbeitsplatzbezogene Risikofaktoren („Blue Flags “ und „Black Flags“) sind:

- überwiegend schwere körperliche Arbeit (z. B. Tragen schwerer Lasten)
- überwiegend gleichförmige, monotone Körperhaltung
- häufig Vibrationen ausgesetzt sein
- geringe berufliche Qualifikation
- geringer Einfluss auf die Arbeitsgestaltung
- geringe soziale Unterstützung
- berufliche Unzufriedenheit

- Verlust des Arbeitsplatzes
- Kränkungen am Arbeitsplatz, chronische Arbeitskonflikte (Mobbing)
- eigene negative Erwartung hinsichtlich der Rückkehr an den Arbeitsplatz
- Angst vor erneuter Schädigung am Arbeitsplatz

Typische arbeitsbedingte psychische Belastungen (Stressoren), die zu Fehlbeanspruchungen führen, sind:

- Arbeiten unter hohem Zeitdruck
- hoher Leistungsdruck (eigene Ansprüche oder Vorgaben)
- geringe Erholungsmöglichkeiten (wenig Pausen, inadäquater Wechsel zwischen Aktivitäts- und Erholungsphasen, lange Arbeitszeiten, Schichtarbeit)
- sehr hohes persönliches Engagement (Overcommitment)
- fehlende Anerkennung/Wertschätzung/Belohnung
- hohe physische/psychische/quantitative/qualitative Arbeitsbelastung (Work Load)
- monotone Arbeitsprozesse
- emotionale Belastungen
- unklare/widersprüchliche Arbeitsanweisungen/Aufträge/Zuständigkeiten
- unklare/widersprüchliche Ziel- und Erfolgskriterien
- geringe Planbarkeit von Arbeitsabläufen
- Handlungsunterbrechungen, Multitasking

- geringer persönlicher Entscheidungsspielraum, geringe Kontrolle über die eigenen Arbeitsbedingungen
- hohe Verantwortung
- fehlende Qualifikation (mangelhafte Einschulung, fehlende Weiterbildungsmöglichkeiten)
- Informationsmangel, Kommunikationsmangel
- fehlende soziale Unterstützung durch Vorgesetzte oder Kollegen, soziale Isolation
- Konflikte, Konkurrenz
- Enttäuschung, Demütigung, Diskriminierung
- fehlende Entwicklungs- und Aufstiegsmöglichkeiten
- Arbeitsplatzunzufriedenheit
- mangelhafte Arbeitsplatzausstattung und Arbeitsmittel
- belastende Arbeitsumgebung (mangelhafte Beleuchtung, Hitze/Kälte, Platzmangel, Unfallrisiken)
- Mehrfachbelastungen (Vereinbarkeit von Beruf und Familie, Nebentätigkeiten, Aus-, Fort- und Weiterbildung)
- fehlende Arbeitsplatzsicherheit, sozioökonomischer Status, finanzielle Probleme

In zahlreichen Untersuchungen wurden anhand arbeitspsychologischer Modelle Zusammenhänge zwischen den Arbeitsbedingungen und psychischen Belastungen aufgezeigt, die zu einem erhöhten Risiko für Rückenschmerzen führen.

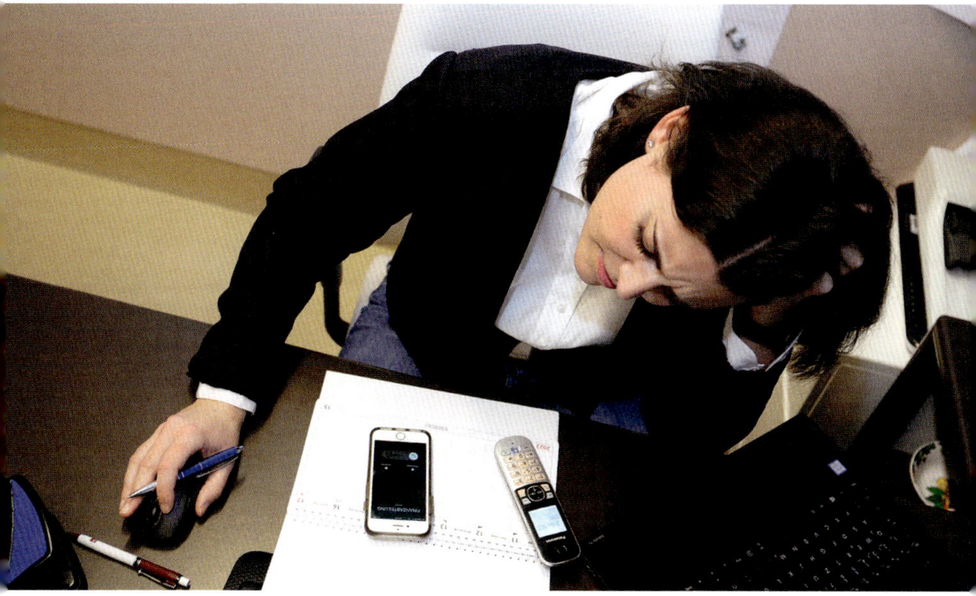

Abb. 14: Distress, also langfristig schädigender Stress, und ein Zuviel an Stress kann Ihre Rückengesundheit stark beeinträchtigen.

Das Modell der beruflichen Gratifikationskrisen (Effort-Reward-Imbalance Model) beschreibt eine Diskrepanz zwischen einem sehr hohen beruflichen Engagement (große Anstrengung, Verausgabung, Leistungsbereitschaft) und einer fehlenden Wertschätzung dieser Bemühungen durch den Arbeitgeber bzw. Vorgesetzte. Wenn der persönliche Einsatz nicht mit einer angemessenen Belohnung (ausbildungsadäquate Beschäftigung, Lohngerechtigkeit, Arbeitsplatzsicherheit, Entwicklungs- und Aufstiegsmöglichkeiten, soziale Anerkennung) kompensiert wird, kann dies zu einem erhöhten Krankheitspotenzial führen. Es besteht ein deutlich erhöhtes Risiko für Muskel-Skelett-Erkrankungen, bei Männern eher im Nacken-Schulterbereich, bei Frauen eher im unteren Rückenbereich. Darüber hinaus wird das Immunsystem geschwächt. Die Gründe, warum Betroffene eine solche Arbeitssituation oft lange Zeit erdulden, können fehlende Alternativperspektiven auf dem Arbeitsmarkt, die Hoffnung auf eine Verbesserung künftiger Karrierechancen oder eine übersteigerte Leistungsbereitschaft (Overcommitment) sein.

Das Anforderungs-Kontroll-Modell (Job-Demand-Control Model, Job Strain Model) beschreibt Belastungs- und Beanspruchungsfaktoren im Arbeitsumfeld. Die Parameter sind einerseits die Arbeitsanforderungen (Job Demands) und andererseits der Handlungsspielraum bzw. die Autonomie am Arbeitsplatz (Job Decision Latitude). Beide Parameter können sowohl eine geringe als auch eine hohe Ausprägung annehmen. Die größte psychische Belastung besteht dann, wenn die Arbeitsanforderungen und die Verantwortung am Arbeitsplatz hoch sind, gleichzeitig aber wenig Entscheidungsfreiheit und Kontrollmöglichkeiten gegeben sind. In einer Erweiterung dieses Modells wurde festgestellt, dass eine (nur) geringe soziale Unterstützung am Arbeitsplatz (durch Kollegen, Vorgesetzte) das Ausmaß der psychischen Belastung (Mental Strain) noch weiter erhöht. Neben einem höheren Risiko für Herz-Kreislauf-Erkrankungen kommt es zu einem häufigen Auftreten stressbedingter Rückenschmerzen.

i

Auch eine geringe Arbeitszufriedenheit, Arbeitsüberlastung, unklare Ziel- und Erfolgskriterien, Informationsmangel, monotone Arbeitsprozesse, lange Arbeitszeiten, Nachschichtarbeit, hohe emotionale Belastungen, ein schlechtes Arbeitsklima und negative, konflikthafte Beziehungen zu Vorgesetzten und Kollegen gehen mit einer erhöhten Wahrscheinlichkeit für Rückenschmerzen einher.

BETRIEBLICHES GESUNDHEITSMANAGEMENT (BGM)

Gesundheitsförderliche Arbeitsbedingungen tragen zum Erhalt und zur Verbesserung der Rückengesundheit bei. Betriebliches Gesundheitsmanagement ist eine moderne Unternehmensstrategie mit dem Ziel, Krankheiten am Arbeitsplatz vorzubeugen, die Gesundheit zu stärken und das Wohlbefinden der Mitarbeiter zu verbessern.

Das ArbeitnehmerInnenschutzgesetz (ASchG) schreibt nicht nur eine Berücksichtigung physischer Belastungen, sondern seit einer Novelle im Jahr 2013 auch eine verstärkte Berücksichtigung psychischer Belastungen im Rahmen des betrieblichen Arbeitsschutzes vor. Arbeitgeber sind zur Gefahrenermittlung, Gefahrenbeurteilung und Gefahrenverhütung verpflichtet.

Bei der Prävention und Behandlung von Rückenschmerzen geht es vor allem um eine Reduzierung arbeitsbedingter Stressoren und um den Aufbau gesundheitsförderlicher Ressourcen. Dem Konzept liegt ein biopsychosoziales Verständnis zugrunde, das die Multikausalität von Rückenschmerzen berücksichtigt. Neben einem Angebot von Bewegungs- und Entspannungstrainings sowie Seminaren und Beratungen für Führungskräfte und Mitarbeiter kommt insbesondere arbeitsorganisatorischen Maßnahmen und Strategien zur Förderung des Sozialklimas eine zentrale Bedeutung zu. Es gilt als gesichert, dass sich ganzheitliche Interventionen im Unternehmen lohnen, in Bezug auf die Gesundheit der Mitarbeiter sowie in Bezug auf den Erfolg des Unternehmens.

Maßnahmen des betrieblichen Gesundheitsmanagements umfassen Primär-, Sekundär- und Tertiärprävention. Ziel der Primärprävention ist, die Entstehung arbeitsassoziierter Erkrankungen zu verhindern. Dazu zählen in erster Linie die Gestaltung gesundheitsförderlicher Arbeitsbedingungen sowie Schulungen und Informationen für Führungskräfte und Mitarbeiter. Das Ziel der Sekundärprävention ist die Früherkennung von gesundheitsassoziierten Risikofaktoren und die Bereitstellung geeigneter Interventionen. Die Tertiärprävention umfasst das Angebot von Rehabilitationsmaßnahmen, um die Heilung bereits erfolgter Gesundheitsbeeinträchtigungen zu fördern.

Weiters unterscheidet man Verhaltensprävention und Verhältnisprävention. Maßnahmen zur Verhaltensprävention richten sich an die einzelnen Mitarbeiter und betreffen das individuelle Gesundheitsverhalten am Arbeitsplatz. Maßnahmen zur Verhältnisprävention betreffen das gesamte System – dies kann eine Arbeitsgruppe, eine Abteilung oder eine ganze Organisation (Betrieb, Firma) sein.

Betriebliches Gesundheitsmanagement und die damit verbundenen Maßnahmen sind von der Unternehmensleitung zu implementieren und zu steuern. Für die Entwicklung und Umsetzung geeigneter Maßnahmen werden Fachkräfte aus den Bereichen Arbeits- und Organisationsmedizin, Arbeits- und Organisationspsychologie sowie Sicherheitsfachkräfte beigezogen. Führungskräfte sind dazu verpflichtet, die Maßnahmen zu unterstützen und die Mitarbeiter anzuhalten, die entsprechenden Angebote in Anspruch zu nehmen.

Das Ziel des betrieblichen Gesundheitsmanagements ist, gesundheitsförderliche Arbeitsbedingungen zu schaffen und alle Beschäftigten zu einem persönlichen Gesundheitsverhalten am Arbeitsplatz und im Privatleben zu motivieren.

EVALUIERUNG PSYCHISCHER UND PHYSISCHER BELASTUNGEN AM ARBEITSPLATZ

Zur Erhebung psychischer und physischer Belastungen im Arbeitskontext sind im Rahmen des gesetzlichen Arbeitnehmerschutzes (gemäß ASchG) Arbeitsplatzevaluierungen vorgeschrieben, die in regelmäßigen Abständen durchzuführen sind. Folgende arbeitspsychologische Dimensionen werden dabei abgefragt und hinsichtlich psychischer und physischer Belastungen evaluiert:

- Arbeitsaufgaben und Tätigkeiten
- Sozial- und Organisationsklima
- Arbeitsumgebung
- Arbeitsabläufe und Arbeitsorganisation

Zur Arbeitsplatzevaluierung können verschiedene Verfahren wie Beobachtungsinterviews, Einzelinterviews, Gruppeninterviews oder Fragebögen (Mitarbeiterbefragungen) eingesetzt werden. Alle Verfahren zur Ermittlung und Beurteilung von Arbeitsbedingungen müssen qualitätsgesichert sein. Aus den Ergebnissen der Arbeitsplatzevaluierungen werden Maßnahmen abgeleitet, die in einen kontinuierlichen Verbesserungsprozess einfließen.

Ein zentrales Element der betrieblichen Gesundheitsförderung sind Gesundheitszirkel. Dies sind innerbetriebliche Arbeitskreise, die dazu dienen, belastende Faktoren am Arbeitsplatz zu identifizieren und zu analysieren und Lösungsansätze zu entwickeln. Dabei werden nicht nur organisatorische und strukturelle Aspekte (Arbeitsbedingungen, Arbeitsorganisation), sondern auch soziale und psychische Belastungen (Betriebsklima, Informations- und Kommunikationskultur) aufgegriffen.

BERATUNGS- UND SEMINARANGEBOTE FÜR MITARBEITER UND FÜHRUNGSKRÄFTE

Zu den verhaltenspräventiven Maßnahmen im Rahmen des betrieblichen Gesundheitsmanagements zählen zielgruppenspezifische Veranstaltungsprogramme und individuelle Beratungsangebote für Führungskräfte und Mitarbeiter. Führungskräfte werden über die Prinzipien eines gesundheitsförderlichen (salutogenen) Führungsstils sowie über gesundheitsfördernde Arbeitsbedingungen, die sie in ihrem unmittelbaren Bereich umsetzen können, informiert. In zielgruppenspezifischen Seminaren und Kursen werden Informationen zu Themen wie Kommunikation, Konfliktmanagement, Stressmanagement und Ergonomie am Arbeitsplatz vermittelt. Darüber hinaus können im Rahmen der betrieblichen Gesundheitsförderung unternehmensinterne oder externe Kurse, die Entspannungstechniken und ergonomisch richtiges Verhalten am Arbeitsplatz vermitteln, angeboten werden.

Immer mehr Unternehmen bieten bei Bedarf arbeitspsychologische Beratung oder Coaching für Führungskräfte und Mitarbeiter durch hausinterne oder externe Arbeitspsychologen an. Dies eröffnet die Möglichkeit, persönliche Schwerpunktthemen individuell zu vertiefen.

Gesundheitsförderliche Arbeitsbedingungen können wesentlich zum Erhalt und zur Verbesserung der Rückengesundheit beitragen. Die besten Voraussetzungen sind gegeben, wenn

- die Anforderungen der Arbeit den physischen und psychischen Fähigkeiten der betreffenden Person entsprechen,
- ein Arbeiten unter ergonomisch richtigen Bedingungen möglich ist,
- ein angemessenes Ausmaß an Autonomie und Entscheidungsfreiheit besteht,
- durch die Arbeit ein Gefühl des Erfolgs vermittelt wird,
- sozialer Rückhalt durch Vorgesetzte und Kollegen gegeben ist sowie
- ein angemessenes Belohnungssystem und Möglichkeiten zur Weiterentwicklung angeboten werden.

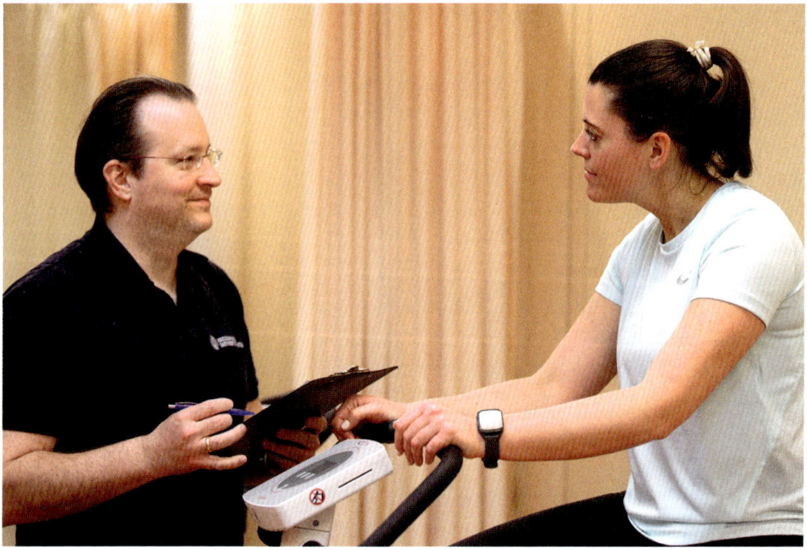

Abb. 15: Ein Gesundheitscoaching ist eine professionelle Unterstützung zur gezielten Gesunderhaltung von Mitarbeitern.

Ganz entscheidend ist ein gesundheitsförderlicher, achtsamer Führungsstil, der dazu beiträgt, die Eigeninitiative und Selbstverantwortung bei den Mitarbeitern zu erhöhen.

Das Ziel des betrieblichen Gesundheitsmanagements ist nicht nur, die Gesundheit der Mitarbeiter zu erhalten und zu fördern, sondern auch eine konstruktive und wertschätzende Zusammenarbeit zu etablieren. Eine professionelle Zusammenarbeits- und Kommunikationskultur ist ein wesentliches Erfolgskriterium in Organisationen. Sie ist nicht nur Voraussetzung für die Leistungsfähigkeit einer Organisation, sondern trägt wesentlich zur Steigerung der Arbeitszufriedenheit und damit zur Gesundheit der Mitarbeiter bei.

RÜCKENSCHMERZ AUS SICHT DER KLINISCHEN PSYCHOLOGIE UND GESUNDHEITSPSYCHOLOGIE

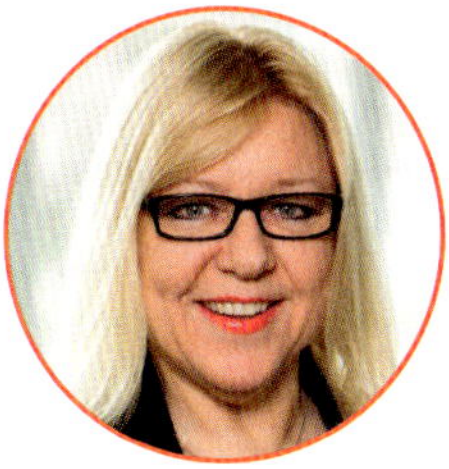

„Die Wechselwirkungen zwischen Körper und Psyche sind komplex. Die Risikofaktoren, die das Auftreten und den weiteren Verlauf von Rückenschmerzen beeinflussen können, sind vielfältig. Entsprechend einem biopsychosozialen Modell ist es eine Interaktion zwischen physischen und psychischen Faktoren, die bei der Entwicklung von Rückenschmerzen eine Rolle spielt. Es hat sich gezeigt, dass die Art, wie Rückenschmerzen subjektiv wahrgenommen und bewertet werden, einen Indikator für die weitere Prognose darstellt.“

Margarete Steiner

Psychosoziale und insbesondere arbeitsplatzbezogene Risikofaktoren sollen von Beginn an und im weiteren Behandlungsverlauf berücksichtigt werden, denn sie erhöhen das Risiko, dass Rückenschmerzen chronisch werden.

Unspezifische Rückenschmerzen sind die häufigsten Schmerzbeschwerden im Erwachsenenalter. In ca. 85–90% aller Fälle ist der Grund für die Beschwerden nicht eindeutig erkennbar, d.h. es kann keine spezifische medizinische Ursache zugeordnet werden. Akute Beschwerden können durch zu wenig Bewegung, langes Sitzen, schwere körperliche Arbeit, Fehlbelastung oder Übergewicht entstehen. Meist handelt es sich um Kreuzschmerzen (im Englischen „Low Back Pain“ genannt), die im Bereich der Lendenwirbelsäule auftreten. Die Mehrheit der unspezifischen Rückenschmerzen ist harmlos und klingt innerhalb weniger Wochen wieder ab.

Chronische unspezifische Rückenschmerzen gehen im Sinne des biopsychosozialen Schmerzmodells immer mit Belastungen auf körperlicher, psychischer und sozialer Ebene einher. Zu den psychosozialen Risikofaktoren zählen Lebensereignisse oder Lebenssituationen, die über längere Zeit negativen Stress (Distress) auslösen. Dies können Konflikte in der Partnerschaft oder in der Familie, der Verlust einer nahestehenden Person, finanzielle Schwierigkeiten, Überforderung im Beruf oder in der Schule, Zeitdruck, große Verantwortung, fehlende Gestaltungsmöglichkeiten im Beruf oder im Privatleben, Schichtarbeit, niedrige Arbeitsplatzzufriedenheit, Konflikte am Arbeitsplatz, Mobbing, Versagensangst, Perfektionismus, Reizüberflutung, Schlafentzug, Krankheit und Schmerzen, Sorgen, Hoffnungslosigkeit, Niedergeschlagenheit, Depression, Angst, ein falsches Schon- und Vermeidungsverhalten, soziale Isolation oder Überforderung durch soziale Interaktionen sein. Auch wenn bestehende Schmerzen über längere Zeit ignoriert werden und man sich weiterhin einer starken Belastung aussetzt, ist ein erhöhtes Risiko gegeben, dass die Beschwerden dauerhaft werden. Ebenso kann es zu einer Chronifizierung der Schmerzen kommen, wenn psychische Ursachen als Erklärung für die Beschwerden ignoriert werden.

Im Rahmen der psychosozialen Belastungen kommt den arbeitsplatzbezogenen Risikofaktoren eine besondere Bedeutung zu.

Das Risiko eines komplizierten und langwierigen Krankheitsverlaufs kann reduziert werden, wenn die richtigen präventiven und therapeutischen Maßnahmen angewandt werden. Die Zielsetzung ist dabei eine langfristige positive Veränderung auf körperlicher, psychischer und sozialer Ebene. Dies erfordert spezifische Behandlungskonzepte. Eine multimodale und interdisziplinäre Versorgungsstruktur ist dafür von Vorteil.

AKUTER UND CHRONISCHER SCHMERZ

Der Schmerz ist zunächst ein Warnsignal des Körpers. Plötzlich auftretende Rückenschmerzen können beispielsweise auf eine muskuläre Verspannung, eine Verletzung oder eine Krankheit hinweisen. Der Schmerz ist für unser Überleben wichtig, da er in der Regel unmittelbare wichtige Schutzreflexe auslöst. Er ist Teil des hochspezialisierten somatosensorischen Systems.

Die International Association for the Study of Pain definiert Schmerz als ein unangenehmes Sinnes- und Gefühlserlebnis. Schmerz ist eine komplexe Sinneswahrnehmung, die zahlreichen Einflüssen unterliegt. Darüber hinaus ist der Schmerz eine subjektive Erfahrung, die keiner direkten Beobachtung durch andere zugänglich ist. Man unterscheidet daher zwischen dem subjektiven Schmerzerleben (innere Dimension) und dem daraus resultierenden Schmerzverhalten (äußere Dimension).

Das Schmerzerleben bei akuten Schmerzzuständen unterscheidet sich wesentlich vom Schmerzempfinden bei chronischen Schmerzen. Ein Dauerschmerz kann selbst zu einer Krankheit werden. Die Schmerzen verlieren dann weitgehend ihre Warnfunktion und machen sich selbständig. Sie bleiben bestehen, obwohl der ursprüngliche Auslöser längst nicht mehr vorhanden ist. Als Folge reagieren die Betroffenen oft schon auf leichte Reize mit Beschwerden. Ob es dazu kommt, hängt u. a. vom Ausmaß der wahrgenommenen psychischen Belastungen ab. Auch die Angst, dass sich die Beschwerden verstärken, kann hinzukommen. Deshalb ist es wichtig, im Rahmen der Behandlung immer wieder Fragen nach der Stimmung und der psychischen Verfassung zu stellen. So können mögliche psychische Ursachen und Auswirkungen der Schmerzen in die Behandlung einbezogen werden.

Akute Rückenschmerzen sind unangenehm und beeinträchtigend. In den meisten Fällen sind sie jedoch harmlos und bessern sich bei einer entsprechenden Therapie innerhalb kurzer Zeit. Oft handelt es sich um muskuläre Verspannungen. Gefährliche Ursachen sind selten. Diagnostisch sind sowohl die Intensität als auch die Qualität des Schmerzes (z. B. stechend, brennend, ziehend, ausstrahlend), die Schmerzhäufigkeit, die Lokalisation, die Schmerzverarbeitung, das Schmerzverhalten und die Schmerzbewältigung (Coping) sowie Beeinträchtigungen, die sich daraus ergeben, relevant. Meist kann von den Betroffenen gut beschrieben werden, wann, wo und in welcher Form der akute Schmerz auftritt.

Bei anhaltenden, chronischen Rückenschmerzen ist entscheidend, wie der Schmerz subjektiv wahrgenommen und wie er gedanklich (kognitiv) bewertet wird. Die Betroffenen haben einen hohen Leidensdruck. Man kann jedoch davon ausgehen, dass die Schmerzchronifizierung ein reversibler (umkehrbarer) Prozess ist. Dies hat in Hinblick auf die individuellen Bewältigungsstrategien eine wichtige Bedeutung.

Dementsprechend unterscheiden sich die Therapiekonzepte bei akuten und chronischen Rückenschmerzen. Im Gegensatz zur Behandlung akuter Rückenschmerzen ist die Behandlung chronischer Rückenschmerzen weitaus komplexer und differenzierter. Während beim akuten und subakuten Rückenschmerz eine monomodale Behandlung, wie etwa Analgetika aus der Gruppe der nichtsteroidalen Antirheumatika (NSAR), verordnet wird, sind beim chronischen Rückenschmerz Therapieerfolge vor allem durch multimodale und interdisziplinäre Behandlungspläne zu erzielen, die in Zusammenarbeit von Ärzten, Physiotherapeuten, Sportwissenschaftern, Psychologen und Psychotherapeuten erstellt werden.

Körperliche Aktivität ist ein maßgeblicher präventiver und therapeutischer Faktor, während körperliche Inaktivität als Risikofaktor für muskuloskeletale Beschwerden anzusehen ist. Bei Überbelastung oder Fehlbelastung wirkt sich körperliche Aktivität jedoch als Risikofaktor für das Auftreten von muskuloskeletalen Schmerzen aus.

RISIKOFAKTOREN FÜR DEN UNSPEZIFISCHEN CHRONISCHEN KREUZSCHMERZ

Jeder chronische Kreuzschmerz hat als akuter Schmerz begonnen. Risikofaktoren, die dazu beitragen, dass ein akuter Schmerz chronisch wird, werden als „Yellow Flags", „Blue Flags" und „Black Flags" bezeichnet. „Yellow Flags" beschreiben psychosoziale Risikofaktoren. „Blue Flags" und „Black Flags" sind arbeitsbezogene Risikofaktoren, diese wurden bereits ausführlich dargestellt.

Das Ziel ist, Risikoindikatoren und Risikofaktoren möglichst frühzeitig zu erkennen, um individuell für jeden Patienten das geeignete Behandlungskonzept anpassen zu können.

PSYCHOSOZIALE RISIKOFAKTOREN („YELLOW FLAGS")

Psychosoziale Risikofaktoren, auch „Yellow Flags" genannt, können zu einer Chronifizierung unspezifischer Kreuzschmerzen beitragen. Sie spielen eine entscheidende Rolle im weiteren Krankheitsverlauf:

- Negativer Stress (Distress)
- Depressivität
- schmerzbezogene Denkmuster (Fear-Avoidance-Beliefs)
- passives Schmerzverhalten (Angst-Vermeidungsverhalten)
- überaktives Schmerzverhalten (Distress/Eustress-Endurance-Reaktionen)
- Neigung zur Somatisierung
- Katastrophisieren

NEGATIVER STRESS (DISTRESS)

Rücken- bzw. Kreuzschmerzen zählen zu den häufigsten Beschwerden bei chronischer Stressbelastung. Eine dauerhaft erhöhte psychische Anspannung führt aufgrund der im Folgenden beschriebenen neurobiologischen Abläufe zu einer erhöhten Anspannung der Muskulatur. Dies betrifft insbesondere die Rückenmuskulatur. Einzelne Muskelstränge verhärten sich schmerzhaft und können nicht mehr entspannen. Mit der Zeit treten Schmerzen auf, die chronisch werden, wenn die Entspannung der Muskulatur nicht gezielt unterstützt wird. Die Erholungsreaktion muss mit therapeutischen Maßnahmen neu erlernt werden.

Der Begriff „Stress“ bezeichnet eine unspezifische Anpassungsreaktion des Organismus als Antwort auf Anforderungen oder eine äußere Gefahr aus der Umwelt oder innere psychische Gegebenheiten (Stressoren).

Der Organismus versucht, eine Herausforderung zu bewältigen. Er ist bestrebt, ein Gleichgewicht (Homöostase) aufrechtzuerhalten. Jeder äußere oder innere Reiz, der eine Änderung dieses Gleichgewichts hervorruft, erfordert eine Anpassungsreaktion an die neue Situation. An dieser Anpassungsreaktion sind alle Systeme des Organismus beteiligt. Als Belastung wird die Gesamtheit aller erfassbaren Einflüsse, die auf den Menschen zukommen und auf ihn einwirken, bezeichnet. Beanspruchung ist die subjektive Folge einer Belastung.

Der Zusammenhang zwischen Stress und Rückenschmerz lässt sich aus Sicht der Evolutionsbiologie (Phylogenese) erklären. Die körperliche Stressreaktion dient seit Urzeiten der Mobilisierung für Angriff oder Flucht bei drohender Gefahr. Es werden bestimmte Hormone freigesetzt, der Blutdruck steigt, der Herzschlag beschleunigt sich, den Muskeln wird mehr Energie zugeführt, die muskuläre Anspannung steigt und es kommt zu einer Aktivierung bis Daueraktivierung der Muskelfasern – insbesondere der Rückenmuskulatur, die sowohl bei Flucht als auch bei Angriffshandlungen eine zentrale Rolle spielt.

Die Gefahren unserer heutigen Zeit sind jedoch andere als früher. Es sind kaum physische Gefahren, auf die wir primär mit Muskelkraft reagieren müssen, sondern vorwiegend psychisch belastende Ereignisse unserer modernen Welt, die in uns Stress auslösen. Die physiologischen Prozesse, die dabei ablaufen, sind jedoch weitgehend gleichgeblieben.

Ein angemessenes physiologisches Stressniveau ist gesund und notwendig, um das Aktivierungsniveau und die Leistungsfähigkeit unseres Körpers aufrechterhalten zu können. Sind die Anforderungen jedoch zu hoch oder dauern sie zu lange, fühlen wir uns überfordert. Wenn uns keine adäquaten Bewältigungsmöglichkeiten oder keine ausreichenden Ressourcen zur Bewältigung einer herausfordernden Situation zur Verfügung stehen, entsteht negativer Stress (Distress). Positiver Stress (Eustress) entsteht, wenn wir zu bestimmten Leistungen motiviert sind, Freude und Glücksgefühle empfinden und die Anforderungen unseren vorhandenen Fähigkeiten und Ressourcen entsprechen. Dauerhafter negativer Stress führt nicht nur zu einer erhöhten Muskelanspannung, sondern auch zu einem Zustand erhöhter innerer Anspannung, verbunden mit dem Gefühl der Bedrohung, Angst und Erschöpfung. In diesem Zustand wirken sich gleichzeitig auftretende physische und psychische Fehlbelastungen noch stärker aus, sie führen selbst bei geringer Ausprägung zu einem exponentiellen Anstieg von Erholungsstörungen des Muskelsystems. Dauert die Stresssituation länger an, ist eine adäquate Erholungsreaktion nicht mehr möglich. Dieser Zustand wirkt sich negativ auf den Organismus aus und führt zu gesundheitlichen Schäden.

Neurobiologisch gesehen kommt es bei der Stressreaktion zu einer Aktivierung und Energiemobilisierung im Körper. Das Gehirn und die Muskulatur werden stärker durchblutet. Die Herzfrequenz, der Blutdruck und die Atemfrequenz steigen, um die Organe besser mit Sauerstoff versorgen zu können. Die Schmerzempfindlichkeit sinkt, auch die Verdauung wird eingeschränkt. Diese Vorgänge werden durch den Sympathikus, der Teil des autonomen (vegetativen) Nervensystems ist, gesteuert. Durch ihn werden mithilfe der Neurotransmitter Acetylcholin und Noradrenalin jene Körperfunktionen aktiviert, die den Körper in erhöhte Leistungsbereitschaft versetzen. In der Folge wird Adrenalin, das im Nebennierenmark gebildet wird, vermehrt in die Blutbahn freigesetzt. Dieser Prozess wird als ergotrope Wirkung der Sympathikus-Nebennierenmark-Achse bezeichnet.

Eine zweite Achse der Stressreaktion ist die Hypothalamus-Hypophysen-Nebennierenrinden-Achse. Hier wird die Stressanpassung geregelt. Es geht vor allem um die Bereitstellung von Energie. Das im Hypothalamus gebildete Corticotropin-Releasing Hormon (CRH) stimuliert die Ausschüttung des Adrenocorticotropen Hormons (ACTH) in der Hypophyse. Dies führt zu einem erhöhten Level des in der Nebennierenrinde produzierten Stresshormons Cortisol, das Stoffwechselvorgänge zur Energiebereitstellung aktiviert. Bei einem sehr hohen Cortisol-Level kommt es allerdings zu einem negativen Rückkopplungsmechanismus, der eine weitere Freisetzung von CRH und ACTH hemmt. Dadurch wird gewissermaßen eine Stressbremse wirksam.

Der Gegenspieler (Antagonist) des Sympathikus ist der Parasympathikus, er ist ebenfalls Teil des autonomen Nervensystems. Er ist für die Erholungsreaktion, die Regeneration des Organismus und den Aufbau von Energiereserven zuständig (trophotrope Wirkung). Unter seinem Einfluss kann nach einem Stressereignis das innere Gleichgewicht, die Homöostase, wiederhergestellt werden.

Der Organismus kann sowohl physische als auch psychische und Stressbelastungen einige Zeit lang kompensieren. Im Idealfall folgt nach einer Aktivierung eine Phase der Entspannung.

Besteht allerdings eine dauerhafte erhöhte Aktivierung – eine chronische Belastungssituation, auf die keine angemessene Entspannungsreaktion folgt –, versucht der Organismus unter erheblichem Energieaufwand ein neues Gleichgewicht auf einem erhöhten Niveau aufrechtzuerhalten. Es kommt mit der Zeit zur Erschöpfung und zu einer Gegensteuerung des Sympathikus durch den Parasympathikus, der eine Erholungsphase einleiten möchte. Der Organismus verliert allmählich seine natürliche Fähigkeit zur Selbstregulation. In weiterer Folge nimmt die Regenerationsfähigkeit ab und das Anpassungssystem bricht zusammen.

Chronischer psychischer Stress ist eine negative Beanspruchungsfolge aufgrund eines dauerhaften erhöhten Aktivierungszustands bei Überbelastung bzw. Fehlbelastung. Gleichzeitig fehlen angemessene Erholungsreaktionen, in denen der Organismus sich regenerieren und die Energiereserven wieder auffüllen kann. Wird eine hohe Aktivierung über längere Zeit aufrechterhalten, da Belastungen anhalten oder immer wiederkehren, so führt dies zu chronischen Erschöpfungszuständen und zu negativen Folgen für die Gesundheit.

DEPRESSIVITÄT

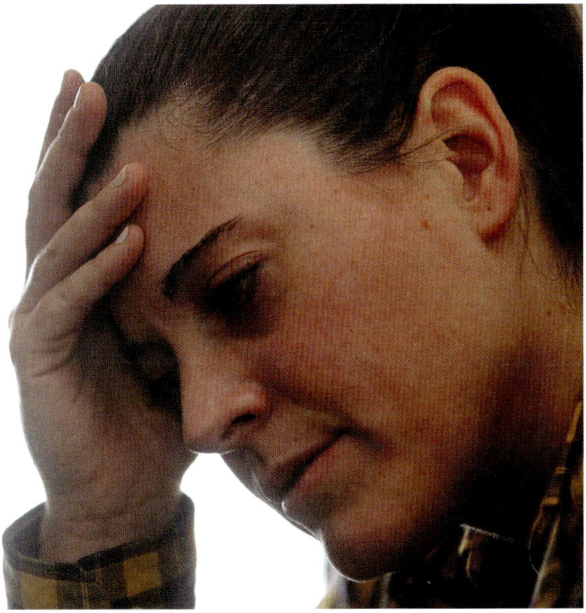

Abb. 16: Depressionen können als Folge von Rückenschmerzen auftreten, diese aber auch begünstigen.

Die Faktoren Depression, psychische Belastung, passive Bewältigungsstrategien und ein Angst-Vermeidungsverhalten haben sich als Risikofaktoren für einen schlechten Verlauf von Rückenschmerzen erwiesen.

Depressives Verhalten ist mit gedrückter Stimmung, Verminderung von Antrieb und Aktivität sowie sozialem Rückzug verbunden. Meist sind das Selbstwertgefühl und das Selbstvertrauen beeinträchtigt. Es treten Schuldgefühle oder Gedanken über die eigene Wertlosigkeit auf. Die Fähigkeit, Freude zu empfinden, nimmt ab. Auch das Interesse an alltäglichen Lebensereignissen sowie Aufmerksamkeit und Konzentrationsfähigkeit lassen nach. Die gedrückte Stimmung kann von körperlichen Symptomen begleitet werden. Meist kommt es zu Schlafstörungen und Änderungen im Essverhalten. Bereits nach geringen Anstrengungen kann eine ausgeprägte Müdigkeit auftreten.

Oft besteht ein Mischbild aus Angst und depressionstypischen Symptomen. Die Patienten zeigen ungünstige Denkmuster und Bewältigungsstrategien und weisen oftmals eine tiefe Verunsicherung und Hoffnungslosigkeit bezüglich der weiteren Entwicklung auf.

Depression und Angst können nicht nur als Begleiterscheinungen, sondern auch als Folge chronischer Rückenschmerzen auftreten.

SCHMERZBEZOGENE DENKMUSTER (FEAR-AVOIDANCE-BELIEFS, ANGST-VERMEIDUNGSVERHALTEN)

Die Art, wie Rückenschmerzen emotional erlebt und gedanklich bewertet werden, wirkt sich auf das Schmerzverhalten aus. Das Modell der sogenannten Fear-Avoidance-Beliefs beschreibt die Angst, dass bestehende Rückenschmerzen durch Bewegung noch verstärkt werden könnten.

Neben der eigentlichen Schmerzempfindung klagen Patienten mit Rückenschmerzen häufig über schmerzbedingte Beeinträchtigungen bei alltäglichen Aktivitäten, im Beruf und in der Freizeit. Dies betrifft sowohl rein körperliche Aktivitäten als auch soziale Interaktionen. Untersuchungen haben gezeigt, dass das subjektive Empfinden der schmerzbedingten Beeinträchtigung in höherem Ausmaß mit der emotionalen und der gedanklichen Schmerzverarbeitung zusammenhängt als mit dem Schmerz selbst. Menschen mit erhöhter Angst vor Aktivitäten, die Schmerzen auslösen könnten, sowie der Neigung, Schmerzen als bedrohlich zu interpretieren und zu katastrophisieren, berichten über eine deutlich höhere Beeinträchtigung als Menschen mit geringeren Angstwerten.

Patienten mit einem Angst-Vermeidungsverhalten zeigen häufig ein ausgeprägtes Schonverhalten (passives Schmerzverhalten). Das kann Ausdruck einer depressiven Entwicklung im Verlauf der Schmerzchronifizierung sein. Bei einer Verstärkung der Rückenschmerzen neigen die Betroffenen sehr früh zum Katastrophisieren, d. h. sie nehmen an, dass keine Aussicht auf Besserung in

Sicht ist. Sie vermeiden bewegungsassoziierte Aktivitäten oder beenden diese zu früh (präventives Vermeiden). Sie nehmen sich dadurch die Möglichkeit, alternative Verhaltensweisen zu erproben und ihre Funktionalität wahrzunehmen. Die Folge dieses angstbedingten Vermeidungsverhaltens ist, dass Aktivitäten wie Sport, spezifische berufliche Tätigkeiten oder auch nur alltägliche Bewegungen zunehmend vermieden werden. Körperliche Inaktivität führt jedoch langfristig zu einer Ineffizienz und einem fortschreitenden Abbau (Atrophie) der Muskulatur, zu mangelnder Fitness und einer daraus resultierenden verminderten körperlichen Belastbarkeit. Damit steigt das Risiko, dass die Rückenschmerzen chronisch werden. Durch diesen Prozess kann es längerfristig zu einer deutlichen Beeinträchtigung bei alltäglichen Aktivitäten bis hin zur Arbeitsunfähigkeit kommen.

Eine zentrale Aufgabe der Therapie ist es, diese maladaptiven Annahmen (ungünstige Annahmen, die zu ungünstigen Verhaltensmustern führen) in Zusammenhang mit dem Angst-Vermeidungsverhalten zu revidieren und die Patienten anzuleiten, trotz ihrer Rückenschmerzen körperlich aktiv zu sein. Die Überzeugung „Bewegung schadet mir“ kann durch förderliche Gedanken wie „Durch die Bewegung werde ich weniger Rückenschmerzen haben“ ersetzt werden.

ÜBERAKTIVES SCHMERZVERHALTEN (DISTRESS/EUSTRESS-ENDURANCE-REAKTIONEN)

Im Gegensatz zum Angst-Vermeidungsverhalten kann es zu einem gesteigerten Durchhalteverhalten kommen, das zu einer Überlastung der bereits geschädigten Strukturen und damit zu einer Aufrechterhaltung der Rückenschmerzen beiträgt.

Die Betroffenen versuchen, die Schmerzen aus ihrer Wahrnehmung zu verdrängen, erforderliche Ruhephasen aufzuschieben und die Aktivitäten des Alltags, gegebenenfalls mit leicht veränderter Körperhaltung (Schonhaltung), fortzusetzen. Dabei sind zwei Varianten zu beobachten.

Der **Distress-Endurance-Reaktion** liegt die Überzeugung zugrunde, dass trotz einer hohen Stressbelastung durch bereits bestehende Rückenschmerzen eine konsequente Durchhaltestrategie angezeigt ist. Die Betroffenen versuchen, die Schmerzwahrnehmung zu unterdrücken und ihre Alltagsaktivitäten aufrechtzuerhalten, auch wenn bereits ein hohes Schmerzniveau erreicht ist. Entspannungspausen werden oft gar nicht oder erst zu spät eingesetzt. Dies führt dazu, dass kurzzeitige Entspannung keine entsprechende Schmerzlinderung mehr bewirken kann und dadurch auch nicht als hilfreich erlebt wird. Oft kommt es erst im chronischen Stadium zu einer Verhaltensänderung mit der Anwendung entspannungsfördernder Maßnahmen. Die Folge ist, dass der stärker werdende Rückenschmerz die Betroffenen mit der Zeit dazu zwingt, verschiedene Aktivitäten aufzugeben. Es kommt zu einer Passivität, durch die sich die Schmerzsituation weiter verschlimmert. Zudem wird die mangelnde Effektivität des Verhaltens als eine Abhängigkeit vom Schmerz interpretiert. Die Betroffenen erleben, dass es ihnen zeitweise gelingt, die Schmerzen auszublenden, häufig gelingt dies jedoch nicht. Das Misslingen führt zu Gefühlen des Kontrollverlusts, des Scheiterns oder zu allgemeinen Gefühlen von Schwäche, die mit einer Mischung aus niedergeschlagener und gereizter Stimmung einhergehen. Dies fördert eine negative Selbstbewertung, es kommt zu Gefühlen der Hilflosigkeit und Hoffnungslosigkeit und dem Erleben einer geringen Selbstwirksamkeit. Die emotionale Stressbelastung steigt und dies führt in weiterer Folge zu einer verstärkten Schmerzempfindung.

Ein weiteres Muster der kognitiven Schmerzverarbeitung ist die **Eustress-Endurance-Reaktion**, eine Form der fokussierten Ablenkung, die eher mit einer erhöhten positiven Stimmung trotz vorhandener Rückenschmerzen einhergeht. Der Schmerz wird bei einer überwiegend euphorischen Stimmungslage und unter Annahme einer hohen Resilienz (Widerstandsfähigkeit) bagatellisiert. Im Verhalten zeigen diese Betroffenen eine erhöhte Aktivität und berichten im Vergleich zu anderen Patientengruppen über ein geringes Maß an Beeinträchtigung. Es ist anzunehmen, dass die positive Stimmungslage den Schmerz und den damit verbundenen emotionalen negativen Stress reduziert. Möglicherweise verfügen diese Personen aber auch über mehr belohnende Aspekte in ihren Aktivitäten, die eine Konkurrenz zum Schmerzerleben darstellen. Mittel- und langfristig kann es auch hier zu einer Überbelastung und Verletzung jener Strukturen kommen, die an der Aufrechterhaltung der Rückenschmerzen beteiligt sind.

NEIGUNG ZUR SOMATISIERUNG

Somatisierung beschreibt die Neigung, Beschwerden und Symptome, die nicht auf spezifische medizinische Ursachen zurückzuführen sind, ausschließlich körperlichen Erkrankungen zuzuschreiben und dafür eine medizinische Behandlung anzustreben. Dies bringt mit sich, dass Betroffene mögliche psychische Ursachen ihrer Beschwerden ausblenden und vernachlässigen. Sie verschließen sich dadurch oft psychologischen und psychotherapeutischen Behandlungsansätzen.

KLINISCH-PSYCHOLOGISCHE DIAGNOSTIK

Ziel der klinisch-psychologischen Diagnostik bei chronischen Rückenschmerzen ist, den passenden Behandlungsansatz zu finden und den Behandlungsverlauf zu überprüfen. Spätestens vier Wochen nach Beginn einer Schmerzepisode und unzureichendem Therapieerfolg trotz leitliniengerechter Therapie sollten psychosoziale Risikofaktoren erhoben werden. Falls die Beschwerden weiter anhalten, sind Verlaufskontrollen erforderlich, um die Behandlung gegebenenfalls anzupassen.

Die Erfassung von psychosozialen Risikofaktoren und eine genaue Exploration des psychischen Status erfolgen unter Berücksichtigung der medizinischen Befunde. Erhoben werden schmerzabhängige und schmerzunabhängige Merkmale, schmerzbezogene Denkmuster und spezifisches Schmerzverhalten.

Es ist davon auszugehen, dass mit einer fortschreitenden Chronifizierung von Rückenschmerzen auch die Bedeutung psychologischer Mechanismen für die Aufrechterhaltung der Schmerzen zunimmt. Ein Schmerztagebuch kann für die Diagnostik, aber auch für die Evaluierung therapeutischer Maßnahmen sehr hilfreich sein.

PSYCHOLOGISCHE UND PSYCHOTHERAPEUTISCHE BEHANDLUNGSANSÄTZE

Im Mittelpunkt der psychologischen und psychotherapeutischen Behandlung bei chronischen Rückenschmerzen stehen nachhaltige Veränderungen von Einstellungen und Denkmustern, Psychoedukation, das Erlernen von Entspannungsverfahren, Vermittlung von Erholungskompetenz (Erholung als Prozess der Selbstregulation), Aufbau neuer Verhaltensmuster im Alltag sowie die Motivation und Verankerung eines körperlich aktiven Lebensstils.

Das bevorzugte Therapiekonzept, das bei chronischen Rückenschmerzen empfohlen wird, sind multimodale und interdisziplinäre Behandlungen. Die Patienten werden von einem interdisziplinären und multiprofessionellen Team von Fachleuten betreut. Die Behandlungspläne bestehen aus einer Kombination mehrerer Therapieverfahren und können mit unterschiedlichen Schwerpunkten an die individuellen Bedürfnisse und Lebensumstände der Betroffenen angepasst werden. Dabei soll eine Überleitung von Therapieinhalten in selbständig durchgeführte Aktivitäten erfolgen, sodass die erlernten Fähigkeiten in Alltagssituationen angewendet werden können. Dadurch soll eine Nachhaltigkeit des Therapieerfolgs sichergestellt werden. Wichtige Bestandteile sind die Schmerzbehandlung, körperliche Aktivität, Physiotherapie, Entspannungsverfahren, Elemente aus der Kognitiven Verhaltenstherapie (KVT) sowie Psychotherapie, die als Einzel- oder Gruppenpsychotherapie in Anspruch genommen werden kann.

Entspannungsverfahren wie die Progressive Muskelrelaxation nach Jacobson (PMR) oder Autogenes Training können bei Rückenschmerz sowohl präventiv als auch therapeutisch eingesetzt werden. Das Erlernen von Entspannung kann auch mittels Biofeedback unterstützt werden. Dabei wird die Muskelverspannung, die Schmerzen verursacht, als wahrnehmbares Signal rückgemeldet. Psychotherapie ist nach Bedarf bei depressiver Symptomatik, Angstsymptomatik oder aktuellen Konflikten sowie bei Vorliegen psychosozialer Risikofaktoren, die eine Chronifizierung begünstigen können, indiziert.

Der Graded-Balance-Ansatz in der Therapie hat zum Ziel, ein entspannungsförderndes Verhalten aufzubauen und in den Alltag (Daily Activities) zu integrieren. Dabei wird die Fähigkeit zur Achtsamkeit und Flexibilität gefördert, bei Schmerzen angemessen – sowohl mit einem „gesunden“ Durchhalteverhalten als auch mit einem „gesunden" Schonungsverhalten – reagieren zu können. Die Fähigkeit, bei einem Ansteigen der Schmerzen die Kontrolle zu behalten und über Verhaltensalternativen zu verfügen, Pausen zur richtigen Zeit einzusetzen und dadurch eine schmerzlindernde Wirkung zu erzielen, steigert auch die wahrgenommene Selbstwirksamkeit.

Wesentlich ist, Kompetenzen zu gesundheitsbewusstem Verhalten entsprechend dem biopsychosozialen Krankheitsmodell zu vermitteln. Die Patienten werden umfassend über die Ursachen von Rückenschmerzen, Präventionsmaßnahmen, hilfreiche Bewältigungsstrategien und Therapiemöglichkeiten informiert. Dies steigert die Motivation der Patienten, die empfohlenen Maßnahmen entsprechend umzusetzen. Dabei ist es von Vorteil, wenn auch der Partner bzw. die Familie einbezogen werden können.

Das Ziel ist die Rehabilitation – das Wiedererlangen der körperlichen Funktionsfähigkeit, die Verbesserung der Lebensqualität, die Wiederherstellung der Arbeitsfähigkeit und die Rückkehr in den Beruf oder in den geregelten Alltag.

RÜCKENSCHMERZ AUS SICHT DER PHYSIOTHERAPIE

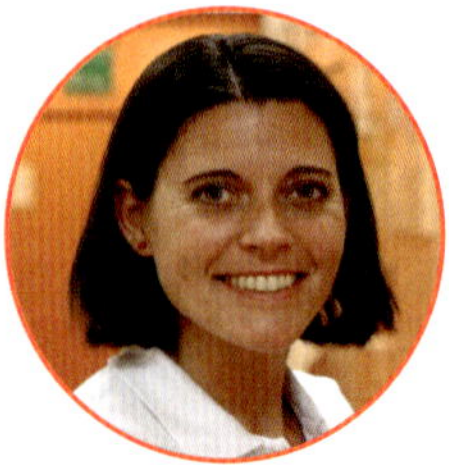

„Physiotherapeuten beschäftigen sich gezielt mit der Behandlung von Funktionsstörungen des Muskel-Skelett-Systems mittels aktiver und passiver Therapieelemente in erster Linie aus der Bewegungstherapie.“

Julia Sternik

Schmerzhafte Zustände im Bereich der Wirbelsäule im Zusammenhang mit einer mangelhaften Körperhaltung sind so weit verbreitet, dass die meisten von uns sie aus eigener Erfahrung kennen. Über Kreuzschmerzen wird am häufigsten geklagt, gefolgt von Rücken- und Nackenschmerzen. Begünstigt werden solche Beschwerden durch sitzende berufliche Tätigkeiten, spärlich durchgeführte sportliche Aktivitäten, erhöhte Stressbelastung und unausgewogene Ernährung mit daraus resultierendem Übergewicht.

Hauptsächlich kommt es zu vermehrten Fetteinlagerungen am Bauch. Infolgedessen verlagert sich der Körperschwerpunkt nach vorne, die Rückenmuskulatur muss „fallverhindernd“ arbeiten und es kommt zu einer Überbelastung der genannten Strukturen.

Auch Büroarbeit mit einer statischen, vornübergebeugten Sitzposition begünstigt eine Verkürzung der vorderen Muskulatur und führt in Folge zu einer Überlastung der hinteren Muskelkette des Rückens, gefolgt von einer Fehlhaltung des Kopfes mit daraus resultierenden Schmerzen im Nacken- und Schulterbereich. Es kommt zu muskulären Dysbalancen, längerfristig auch zu degenerativ bedingten Abnutzungen der kleinsten Wirbelgelenke. Nach langjähriger Fehlhaltung kann es zu strukturellen Fehlstellungen kommen, die nur in seltenen Fällen wieder korrigiert werden können.

Aber auch Erkrankungen der inneren Organe lösen Rückenschmerzen aus: Erkrankungen des Magens können sich in Schmerzen der Brustwirbelsäule äußern, Erkrankungen des Darms führen zu funktionellen Beschwerden im Bereich der Lendenwirbelsäule. Patienten, die unter chronischer Verstopfung leiden, berichten von wiederkehrenden Rückenschmerzen.

Gemäß ICD 10 (Internationale statistische Klassifikation der Krankheiten und verwandter Gesundheitsprobleme) umfassen Rückenschmerzen den Bereich vom siebten Halswirbel bis zur Gesäßfalte. Als Kreuzschmerzen werden Schmerzen im unteren Rücken bezeichnet.

Akut aufgetretene Rückenschmerzen haben eine gute Prognose. Beim Beschwerdebild muss zwischen spezifischem und unspezifischem Rückenschmerz unterschieden werden. Bei spezifischen Rückenschmerzen gibt es einen eindeutigen Zusammenhang zu einer somatischen (körperlich bedingten) Ursache wie z. B. Bandscheibenvorfall, Frakturen, Tumoren. Unspezifische Rückenschmerzen liegen definitionsgemäß vor, wenn keine spezifisch zu behandelnde Ursache gefunden wurde. Der überwiegende Anteil der Patienten mit Rückenschmerzen hat unspezifische Kreuzschmerzen.

Leidet man unter Rückenschmerzen, muss auf Alarmsymptome („Red Flags") geachtet werden. „Red Flags" weisen auf mögliche schwerwiegende Erkrankungen hin, wie z. B. Osteoporose, Tumoren, Frakturen, bakterielle Infektionen. „Yellow Flags" erfassen den psychosozialen Chronifizierungsfaktor, z. B. kommt es bei bereits bestehenden Depressionen eher zu einer Chronifizierung der Beschwerden. Auch das Durchführen bildgebender Diagnostik sollte bei Patienten mit bekannten „Yellow Flags" wohl überlegt werden, um eine Chronifizierung zu vermeiden. „Blue Flags" bezeichnen wiederum arbeitsplatzbezogene Risikofaktoren (siehe Kapitel „Rückenschmerz aus Sicht der Arbeits- und Organisationsmedizin sowie Arbeits- und Organisationspsychologie"). „Yellow Flags" und „Blue Flags" können sich gegenseitig beeinflussen.

Es gilt auch zu berücksichtigen, dass durch eine Erkrankung des Bewegungsapparates Existenzängste und finanzielle Einbußen entstehen können. Rückenschmerzen beeinflussen jeden Patienten anders – somit ist eine individuelle Diagnostik und Therapie anzuwenden.

Nach einer Erhebung der Statistik Austria aus dem Jahre 2019 litten 26% der 7.418 befragten Personen im Alter von 15 bis über 75 Jahren unter chronischen Rückenschmerzen. Frauen sind leicht mehr betroffen als Männer. Die Krankenstandstage mit Erkrankungen des Muskel-Skelett-Systems und des Bindegewebes betrugen 2019 ungefähr 16 Tage. Laut internationalen Leitlinien werden chronische Rückenschmerzen als Schmerzen im Rücken, die länger als zwölf Wochen bestehen, definiert. Diese betreffen ca. 8–10% der Betroffenen.

Sollten Sie unter chronischen Rückenschmerzen leiden, suchen Sie den Arzt Ihres Vertrauens auf. Nach einem ausführlichen Anamnesegespräch folgt eine eingehende objektive Untersuchung mit zahlreichen Tests. Der Spezialist entscheidet danach, ob es weiterer diagnostischer Untersuchungen bedarf. Die Therapie hängt von der Diagnose der Ärzte ab. Die konservative Therapie beinhaltet die Medikamentengabe, etwaige Hilfsmittelverordnung und die Verordnung von physikalisch-medizinischen Therapien. Um nur einige Beispiele zu nennen, können Elektrotherapie, Ultraschalltherapie, Lasertherapie, Unterwassergymnastik, Massagetherapie, Wärmebehandlungen, Biofeedback, Gruppengymnastik und Einzelheilgymnastik verordnet werden. Oft ist die Kombination aus mehreren physikalischen Therapieformen der Schlüssel zum Erfolg. Sind keine lebenswichtigen Körperabschnitte akut in Gefahr, so sollte eine Operation nur als letzter Ausweg in Betracht gezogen werden.

Die Physiotherapie beschäftigt sich gezielt mit der Behandlung von Funktionsstörungen des Muskel-Skelett-Systems mittels aktiver und passiver Therapieelemente. Der Therapeut erstellt gemeinsam mit dem Patienten ein individuelles Heimübungsprogramm, welches in den meisten Fällen täglich durchzuführen ist.

Dadurch werden die Reduktion von Schmerz, die Förderung der Durchblutung und des Stoffwechsels sowie die Erhaltung und Verbesserung der motorischen Grundeigenschaften Beweglichkeit, Gleichgewicht, Koordination, Ausdauer und Kraft erzielt. Auch das Erlernen von Methoden zur Stressbewältigung bzw. -vermeidung nimmt einen hohen Stellenwert in der Therapie ein. Um einen langfristigen Behandlungserfolg zu erzielen, sollten die Übungen in Intensität bzw. Wiederholungs- und Seriendauer in regelmäßigen Intervallen vom Therapeuten angepasst werden. Hier kommt der Begriff „use it or lose it" zum Tragen. Unser Körper ist stets auf Ökonomie bedacht. Dies bedeutet, dass gewisse Teile oder Fähigkeiten zum Teil wieder abgebaut werden, sobald sie nicht mehr benötigt werden.

Egal ob es um die Vernetzung von Nervenzellen – z. B. beim Kopfrechnen – oder um Muskelzellen bei körperlichen Tätigkeiten geht: Ohne regelmäßiges Üben und vor allem Training baut unser Körper geistig und körperlich ab.

Es ist wichtig zu verstehen, dass Rückenschmerz nicht mit „Kranksein“ gleichzusetzen ist. Schmerz ist ein Signal des Körpers, das die Betroffenen dazu bringen will, sich zu bewegen! Sei es, um eine unbequeme Sitzhaltung aufzulösen, eine entspannte Liegeposition einzunehmen oder bei sauerstoffunterversorgtem Gewebe die Durchblutung anzuregen. Ruhigstellung bzw. Schonung ist zur Schmerzlinderung gerade in der akuten Phase unerlässlich, jedoch ist Steifigkeit nicht das erwünschte Endresultat. Laut neuesten Studienerkenntnissen lindern Bewegungsübungen chronische Rückenschmerzen und verringern das Risiko, erneut Rückenschmerzen zu bekommen. Zudem stellt das Älterwerden keine Ursache für Rückenschmerzen dar. Somit ist es nie zu spät, mit Bewegung durchzustarten!

Nützen Sie Ihre „Polypill“ (ein Mittel bzw. „Medikament“ gegen viele Leiden) Bewegung – durchbrechen Sie den Teufelskreis der Inaktivität und bewegen Sie sich!

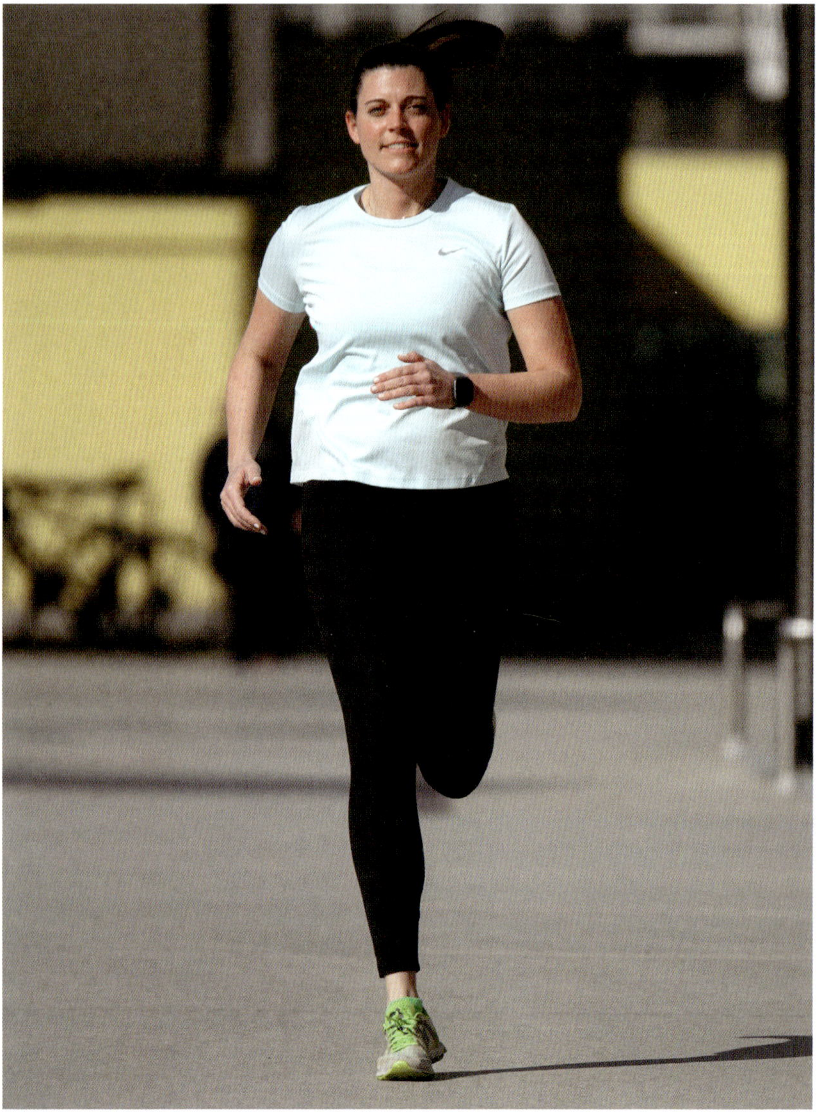

Abb. 17: Regelmäßige Bewegung hilft bei Rückenschmerzen und begünstigt die Gesundheit in vielfältiger Weise.

TELEMEDIZINISCHER ANSATZ

Durch die COVID-19-Pandemie wurden wir alle gezwungen, unsere sozialen Kontakte auf ein Minimum zu beschränken. Die bereits bestehende Trägheit wurde durch die Isolation noch zusätzlich verstärkt. Bewegungstherapien konnten nicht wahrgenommen werden, Operationen wurden auf unbestimmte Zeit verschoben …

Dank dem Internet konnten Physiotherapeuten in dieser Zeit der Absonderung digital mit ihren Patienten kommunizieren. Aus der Not wurde eine Tugend gemacht. Im Lockdown wurden Patienten, die ihre weiterführende Therapie nicht in Anspruch nehmen konnten, per Teletherapie behandelt. Da der taktile Reiz vollkommen wegfällt, müssen die Anleitungen zu den einzelnen Übungen visuell und/oder verbal erfolgen. Mittels einer Bildfolge (siehe Abbildungen 18 bis 23) und/oder Videomaterial (und dazugehöriger schriftlicher Anleitung) konnten die Patienten ihre Bewegungstherapie weiterhin durchführen. Anfänglich noch ungewohnt und unausgereift, lernten auch die Therapeuten mit ihren Patienten mit und können heute stolz behaupten, dass die Teletherapie keinen Ersatz, jedoch eine gute (zusätzliche) Möglichkeit zur Betreuung von Patienten darstellt. Denn das Feedback der Patienten war und ist positiv.

Die nachfolgenden Abbildungen sind ein kleiner Auszug aus einem telephysiotherapeutischen Heimübungsprogramm und dienen der teletherapeutischen Behandlung bei Rückenschmerzen. Probieren Sie es aus! Sollte Schmerz auftreten, so muss die Übung sofort abgebrochen (bzw. abgeändert) werden. Treten Beschwerden wie Übelkeit bzw. Schweißausbrüche oder Schwindel auf, muss sofort abgebrochen und eine Pause eingelegt sowie ärztlicher Rat eingeholt werden. Bei Gleichgewichtsübungen müssen spitze Gegenstände und kantige Möbel entfernt werden. Die Gleichgewichtsübungen sollten zur Absicherung mit Partner durchgeführt werden. Sie sollten alle Übungen konzentriert und nicht im ermüdeten Zustand durchführen!

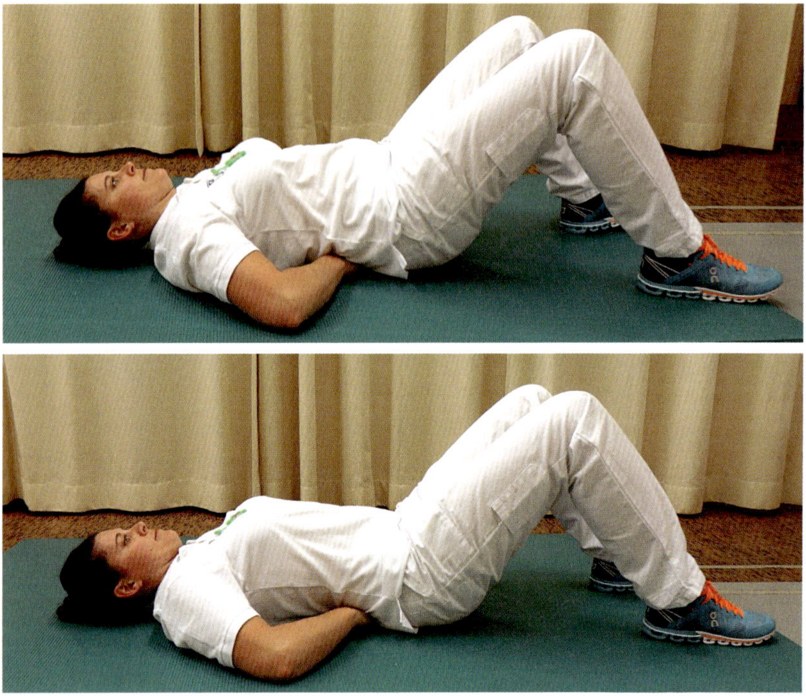

Abb. 18a und 18b: Beckenkippen in Rückenlage

Die Beine sind aufgestellt, zwischen den Knien sollte eine Faustbreite Platz haben.

Anfänglich werden die Handrücken unter die Lendenwirbelsäule gelegt.

Beim Ausatmen drückt die Lendenwirbelsäule nach unten und „zerquetscht" die Handrücken, beim Einatmen langsam wieder zurück in die Ausgangsposition zurückkehren.

Sobald dies erspürt wurde, werden die Arme locker neben den Körper gelegt.

Diese Übung wird 20- bis 30-mal wiederholt. Morgens und abends durchführen.

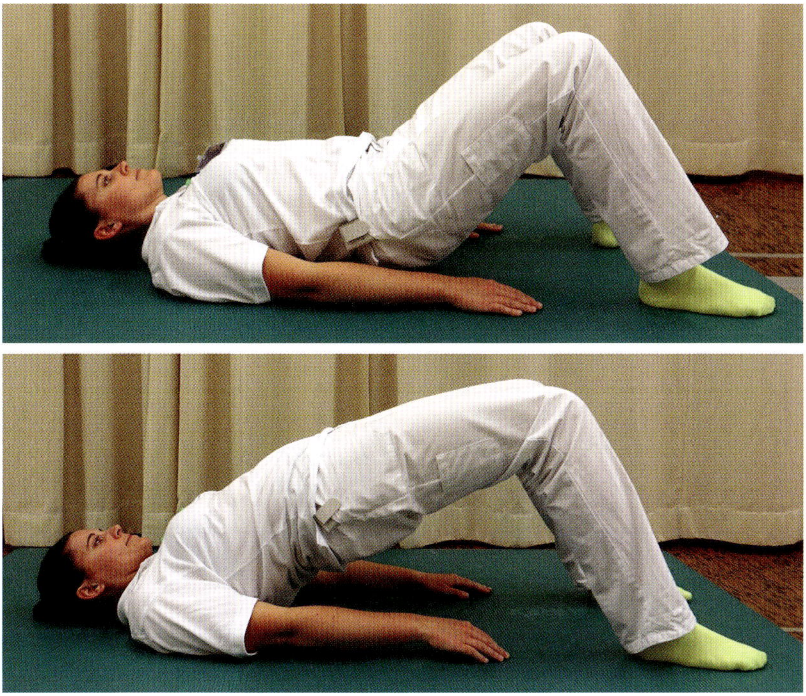

Abb. 19a und 19b: Die „Brücke“ – eine Übung zur Kräftigung der hinteren Muskelkette

Rückenlage, Arme neben den Körper ablegen, um die Intensität zu steigern, Arme vor Brust verschränken. Die Beine sind angestellt, zwischen den Knien sollte eine Faustbreite Platz haben. Bauchspannung aufbauen, während der gesamten Übung beibehalten. Beim Ausatmen Gesäß von Unterlage abheben, Becken muss auf Höhe der Schultern und der Knie gehoben werden. Beim Einatmen langsam Gesäß wieder absenken, aber das Gewicht sollte nicht auf der Unterlage abgelegt werden (eine imaginäre Ameise darf unterm Gesäß nicht zerquetscht werden).

So viele Wiederholungen wie möglich durchführen, bis muskuläre Ermüdung eintritt. In den Pausen für 30 Sekunden das Beckenkippen in Rückenlage durchführen.

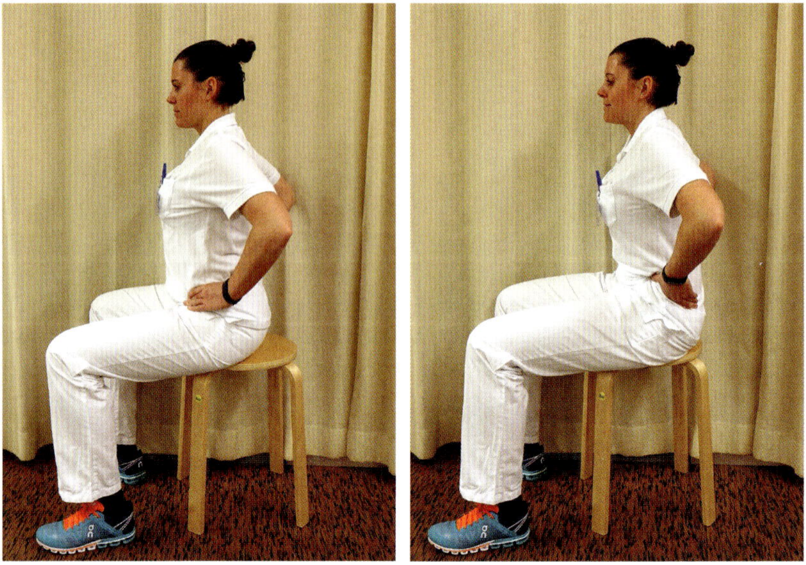

Abb. 20a und 20b: Beckenkippen im Sitz

Auf einem harten Sessel eine hüftbreite, aufrechte Sitzposition einnehmen.

Beim Einatmen übertriebenes Hohlkreuz formen, Becken kippt nach vorne, unten (Imagination: Suppenschüssel wird ausgeleert).

Beim Ausatmen das Becken nach hinten kippen (Imagination: Suppenschüssel wird befüllt), dabei wird nur die Lendenwirbelsäule „rund", die restliche Wirbelsäule bleibt gerade.

Bei vermehrter Bürotätigkeit kann dies stündlich 20-mal durchgeführt werden.

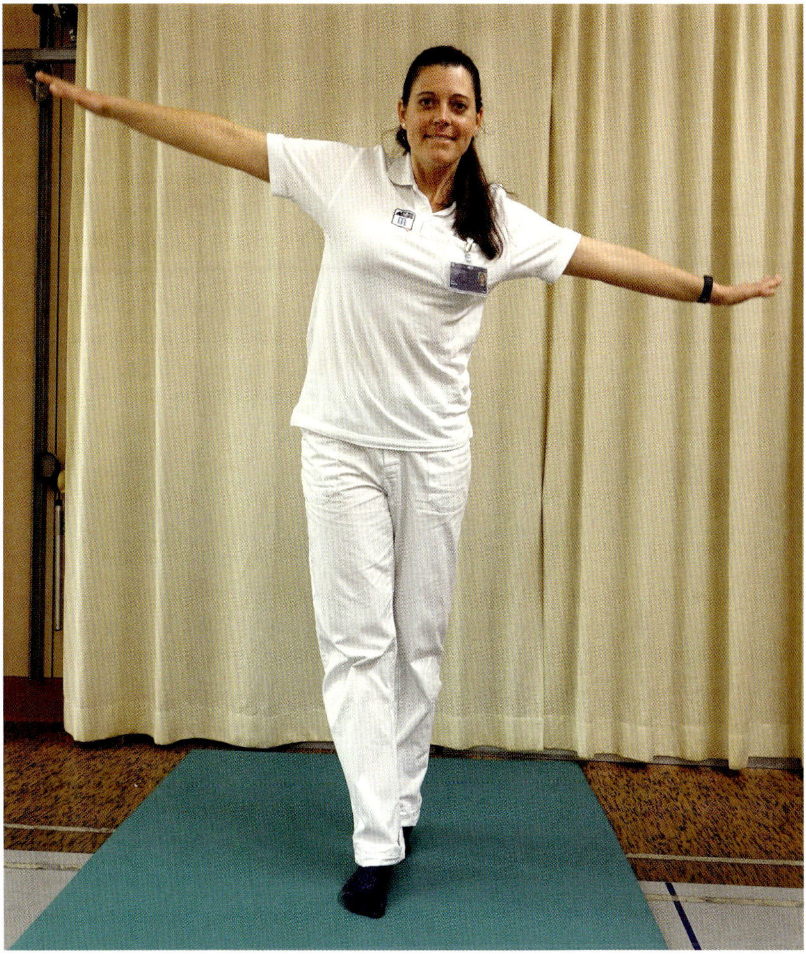

Abb. 21: Seiltanz

Zum Aufwärmen bietet sich das einminütige Balancieren auf einem imaginären Seil durch den Raum an.

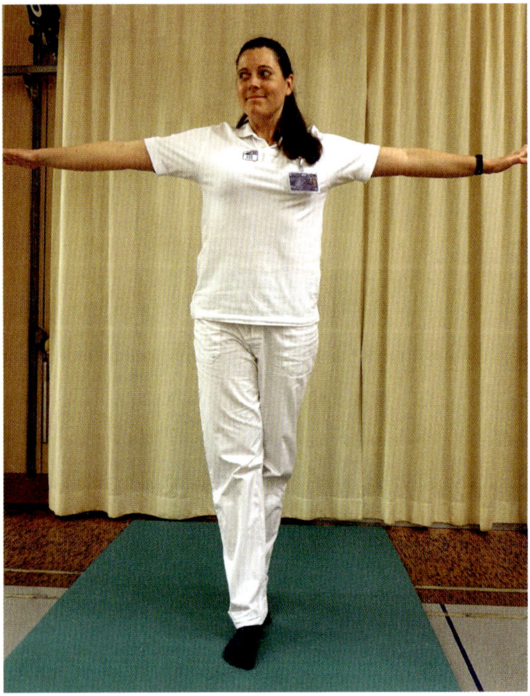

Abb. 22: Tandemstand

Auf dem imaginären Seil stehen bleiben.

Nun den Kopf langsam nach links und rechts drehen.

Eine Minute durchführen. Fußwechsel.

Steigerungsstufe: Augen im Tandemstand schließen.

Eine Minute durchführen.

Hinweis: Nur als Partnerübung geeignet!

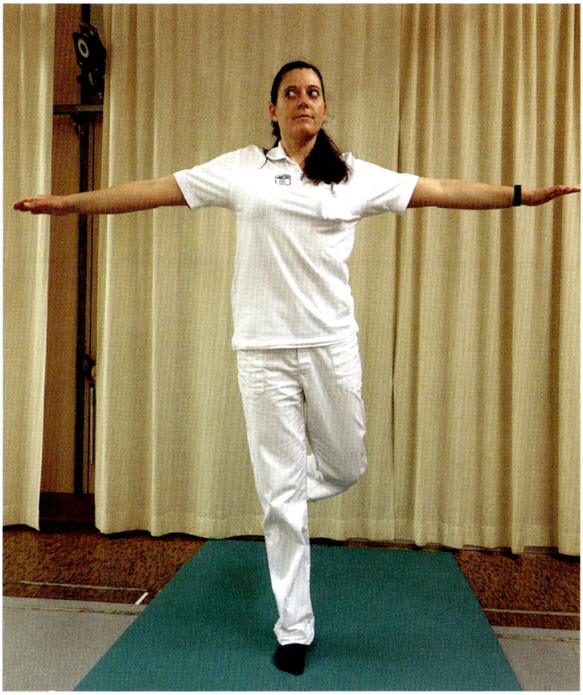

Abb. 23: Einbein-Stand

Auf ein Bein stellen und so lange wie möglich das Gleichgewicht halten.

Steigerungsstufe: zusätzlich langsames Drehen des Kopfes.

Eine Minute durchführen.

Hinweis: Nur als Partnerübung geeignet! Beim Balancetraining spielt unter anderem auch die Augenmotorik eine Rolle.

WEITERE ALLTAGSEMPFEHLUNGEN

- Treiben Sie Sport an der frischen Luft!

- Nehmen Sie die Stiegen und verzichten Sie auf den Aufzug oder die Rolltreppe. Wenn Sie öffentliche Verkehrsmittel nützen, steigen Sie ein paar Haltestellen vor Ihrem Ziel aus und legen Sie die restliche Strecke zu Fuß zurück.

- Ziehen Sie sich Ihre Socken im Stehen an bzw. aus. Oder stehen Sie auf einem Bein während des Wartens auf den Bus. Dieses Gleichgewichtstraining dient nicht nur als Sturzprophylaxe im höheren Alter, sondern wirkt sich auch positiv stärkend auf unser stabilisierendes, tiefes Muskelsystem aus.

- Bei viel sitzender beruflicher Tätigkeit empfiehlt sich zusätzlich das regelmäßige Aufstehen, verbunden mit Atemtechniken und leichten Stretching-Übungen.

- Verändern Sie öfter Ihre Sitzposition. Essenziell ist der regelmäßige Wechsel der Sitzpositionen, um Überlastungen einzelner Strukturen zu vermeiden.

- Gehen Sie viel barfuß auf verschiedenen Untergründen (Gras, Kieselsteine, Laub), um Ihre Fußsohlen zu stimulieren.

- Achten Sie auf eine ausgewogene Ernährung und trinken Sie täglich ausreichend Wasser (siehe Österreichische Gesellschaft für Ernährung, www.oege.at).

- Reduzieren Sie Stress! Wenden Sie entspannende Maßnahmen regelmäßig an. Gönnen Sie sich z. B. ein abendliches Fußbad. Nehmen Sie ein „Schaffel", füllen Sie es mit angenehm warmem Wasser und fügen Sie einen Badezusatz hinzu. Stellen Sie Ihre Füße hinein und lassen Sie sie für 30 Minuten darin. Eventuell können Sie nach einer gewissen Zeit warmes Wasser hinzugeben. Anschließend Füße abwaschen und mit einer Crème Ihrer Wahl einschmieren. Oder Sie bitten Ihren Partner um eine entspannende Fußmassage.

- Trainieren Sie Ihre Bauchatmung. Atmen Sie regelmäßig tief durch: Legen Sie Ihre Hände auf Ihren Bauch (Rückenlage oder Sitz oder Stand) und atmen Sie die Hände von Ihrem Körper weg, stellen Sie sich dabei einen Luftballon vor, welcher sich in Ihrem Bauchraum aufbläst. Beim Ausatmen legen Sie die Lippen sanft übereinander und lassen langsam die Atemluft aus Ihren Lungen strömen, stellen Sie sich dabei vor, dass Sie jeglichen Stress „weg-atmen".

RÜCKENSCHMERZ AUS SICHT DER SPORTWISSENSCHAFT

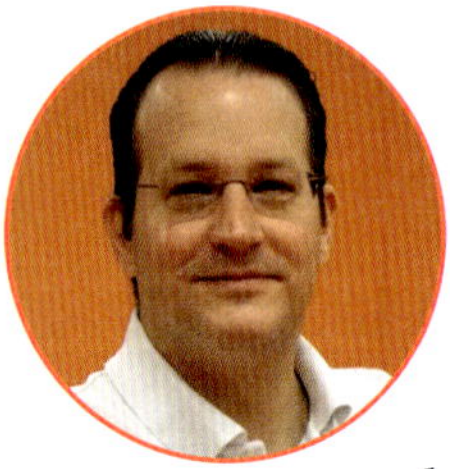

„Wenn man sich die Volksmeinung zu den Begriffen Sport und Rückenschmerz ansieht, wird Sport oft mit Rückenschmerzen in Verbindung gebracht. Seien es Schmerzen im unteren Rücken nach dem Radfahren, Nackenschmerzen nach dem Schwimmen oder Rückenschmerzen nach dem Krafttraining, das sind Dinge, die viele bereits selbst erlebt haben, und entsprechend werden auch der Volksmeinung nach Sport und Rückenschmerz gerne miteinander verbunden.

Im Gegensatz dazu steht der aktuelle Stand der Wissenschaft, die als wirksamste Methode gegen unspezifische Rückenschmerzen körperliches Training – spezifisch Krafttraining und Training der Sensomotorik – kennt.“

Timothy Hasenöhrl

Wie kann es sein, dass Sport auf der einen Seite landläufig mit Rückenschmerzen assoziiert wird, die Wissenschaft aber genau das Gegenteil belegt? Um diese Frage aus der Sicht der Sportwissenschaft zu klären, beginnen wir mit der Begriffsbestimmung des unspezifischen Rückenschmerzes. Der unspezifische Rückenschmerz ist dadurch definiert, dass dem Schmerz kein „radiologisches Korrelat“ zugrunde liegt. Das heißt, dass in einer Bildgebung der Wirbelsäule – einem Röntgenbild oder den Bildern einer Magnetresonanztomographie – dem Schmerz keine strukturelle Schädigung zugeordnet werden kann. Diese Form des Rückenschmerzes ist mit etwa 85% aller Rückenschmerzdiagnosen die am weitesten verbreitete. Trotzdem gibt es hinsichtlich der Schmerzentstehung für den unspezifischen Rückenschmerz keine eindeutige Klarheit. Was es jedenfalls gibt, sind Erklärungsmodelle. Wenn also keine strukturelle Verletzung vorliegt, die den Schmerz erklärt, dann muss die Schmerzentstehung eine andere, funktionelle Ursache haben. Ganz wesentlich für das Verständnis der Entstehung von Schmerzen auf Basis funktioneller Einschränkungen ist ein eingehendes Verständnis der Funktion. Die höchst komplexe Anatomie der Wirbelsäule wurde bereits im Kapitel „Anatomische und physiologische Grundlagen“ behandelt; im aktuellen Kapitel wollen wir uns entsprechend einer sportwissenschaftlichen Schwerpunktsetzung der muskulären Anatomie der Wirbelsäule aus einer primär funktionellen Perspektive annähern.

Die Rückenmuskulatur ist in mehreren Schichten aufgebaut und schließt einerseits sehr kleine Muskeln ein, die sehr nahe an der Wirbelsäule liegen und gerade einmal zwei Wirbelsegmente miteinander verspannen. Diese „Mini-Muskeln“ spannen nun z. B. von Querfortsatz zu Querfortsatz, von Dornfortsatz zu Dornfortsatz, von Dornfortsatz zu Querfortsatz des benachbarten Wirbelkörpers oder von Querfortsatz zur benachbarten Rippe.

Klarerweise kann ein Muskel mit einem solch kleinen Wirkungsradius keine große Bewegung erzeugen. Allerdings können diese Muskeln aufgrund ihrer Lage das entsprechende Wirbelsäulensegment muskulär stabilisieren. Entsprechend werden diese Muskeln von der funktionellen Einteilung den „Stabilisatoren“ der Wirbelsäule zugeordnet. Dem entgegen stehen in der Wirbelsäulenmuskulatur Muskeln, die im Vergleich etwas oberflächlicher liegen, über mehrere Wirbelsegmente spannen und in einer Funktionskette vom Becken bis zum Hinterhaupt reichen. Diese Muskeln sind für die dynamische Bewegung der Wirbelsäule verantwortlich und werden entsprechend der funktionellen Einteilung „Mobilisatoren“ genannt.

In der Reihenfolge der Muskelaktivierung sind die Stabilisatoren den Mobilisatoren vorgeschaltet. Das bedeutet, dass bei einer Alltagsbewegung wie z. B. dem Heben einer Tasche, kurz bevor die Mobilisatoren aktiviert werden, die Stabilisatoren anspannen. Dieses Aktivierungsmuster gilt nicht nur für Bewegungen des Rückens, sondern grundlegend für alle Alltagsbewegungen. Ob beim Gehen, beim Stiegensteigen oder beim Trinkglas-zum-Mund-Führen: Bevor die sichtbare Bewegung durchgeführt wird, werden die „unsichtbaren“ Stabilisatoren der Wirbelsäule aktiviert. Das führt zu einer Kraftableitung der Last über die Wirbelsäule über muskulär stabilisierte Wirbelsegmente, was wiederum geringere mechanische Belastungen der sogenannten passiven Strukturen bedeutet.

Wirbelsäulen- bzw. Rumpfstabilisation beschränkt sich jedoch nicht nur auf die Rolle der Rückenmuskulatur, sondern auch die Bauchmuskulatur hat eine nachhaltige Bedeutung.

Ähnlich wie die Rückenmuskulatur ist die Bauchmuskulatur in Schichten aufgebaut. Auch hier ist die Funktion der tiefsten Schicht, des Musculus transversus abdominis, nicht eine dynamische Bewegung, sondern der intraabdominale Druckaufbau, also der Druckaufbau im Bauchraum. Dieser ist relevant für die Wirbelsäule, da der Bauchraum, ähnlich wie ein Lkw-Reifen, wenn er „aufgepumpt", also angespannt ist, als sogenannte Weichteilsäule mechanische Last von der Wirbelsäule abnehmen kann. Dieser intraabdominale Druckaufbau wird auch von den äußeren Schichten der Bauchmuskulatur unterstützt, die zudem auch – ähnlich der Rolle der Mobilisatoren der Wirbelsäule – bei dynamischen Bewegungen die Wirbelsäule aktiv gegen Lasten verspannen und in einer biomechanisch optimierten Position stabil halten können.

Aus einer trainingswissenschaftlichen Perspektive ist die Funktion aller Stabilisatoren dahingehend relevant, dass gut funktionierende, starke Stabilisatoren ein sicheres Training mit höheren Lasten ermöglichen. Im Gegensatz dazu stehen die Auswirkungen langjähriger körperlicher Inaktivität. In diesem Fall kommt es zu einer minimalen Verzögerung bei der Aktivierung der Stabilisatoren, d. h. wenn der Kraftfluss der Alltagsbelastung durch die Wirbelsäule geht, sind die muskulären Stabilisatoren noch nicht voll aktiv und damit kommt es zu einer verhältnismäßigen Überbeanspruchung der passiven Strukturen. Zu diesen passiven Strukturen der Wirbelsäule zählen z. B. Bänder, deren Stabilisierungsaufgabe im Vergleich zu der stabilisierenden Rolle der Muskulatur nachgeordnet ist. Entsprechend werden diese Bänder in ihrer Stabilisierungsrolle überbeansprucht und, da in diesen Strukturen viele Schmerzrezeptoren eingebettet sind, entsteht Schmerz auf Basis eines funktionell-muskulären Defizits der Stabilisatoren der Wirbelsäule, ohne dass eine strukturelle Schädigung vorhanden ist. Dieses funktionelle Erklärungsmodell wird durch die aktuelle Datenlage gestützt, dass gezieltes Training die wirksamste Behandlungsmethode ist, den unspezifischen Rückenschmerz zu behandeln.

Gezieltes Training ist hierbei das Stichwort, da – wie erwähnt – das Sporttreiben ja auch landläufig mit der Entstehung von Rückenschmerzen in Verbindung gebracht wird. Eine wichtige Differenzierung ist hier, dass es nicht der Sport an sich ist, der zum Rückenschmerz führt, sondern die mangelhaften Rahmenbedingungen sind es. Rückenschmerzen z. B. beim Fahrradfahren kommen zumeist von einer suboptimalen Sitzposition basierend auf einer nicht angepassten Fahrradgeometrie. So wie sich im Laufsport in den letzten Jahren die individualisierte Anpassung von Laufschuhen auch schon im Hobbysport durchgesetzt hat, sollte im Idealfall jedes Fahrrad auf den Nutzer und dessen Körpermaße (Beinlänge, Oberkörperlänge etc.) individuell abgestimmt sein. Nackenschmerzen beim Schwimmen? Diese kommen zumeist von einer falschen Brustschwimmtechnik mit überstreckter Halswirbelsäule. Rückenschmerzen nach dem Krafttraining? Diese rühren zumeist von einer fehlerhaften Technik in Kombination mit zu früher Steigerung der Trainingsgewichte bei mangelhaftem Vorbereitungstraining für die Stabilisatoren her.

Gerade was die Belastbarkeit der Wirbelsäule betrifft, zeigt sich im Leistungssport, was die Wirbelsäule unter optimalen Rahmenbedingungen alles vertragen kann. Untersuchungen bei den Olympischen Sommerspielen in Rio de Janeiro 2016 zeigten, dass Gewichtheber – die Athleten, die im Verhältnis zu ihrer Körpermasse („Gewicht“) in Training und Wettkampf die höchsten Lasten bewältigen – im Vergleich zu anderen Sportarten keine erhöhte Anfälligkeit für Wirbelsäulendegeneration aufweisen. Das lässt sich damit erklären, dass Gewichtheber einerseits eine perfekte, biomechanisch optimierte Hebetechnik erlernt haben und andererseits die stabilisierende Muskulatur im höchsten Maße trainiert ist. Das ist eine Notwendigkeit dieser Sportart, da damit nicht nur die Leistungsfähigkeit maximiert werden kann, sondern auch eine lange Verletzungsfreiheit gewährleistet wird. Auch wenn Leistungssport bestimmt kein Gesundheitssport ist, ist jede Trainingspause – z. B. aufgrund von Rückenschmerzen – gleichbedeutend mit einer suboptimalen Leistungsentwicklung für den Wettkampf. Entsprechend muss auch Leistungssporttraining den Grundlagen der Gesundheitserhaltung folgen.

Praktischerweise kann sich der Gesundheitssportler am Wissen des Leistungssports bedienen, ohne dasselbe Leistungstraining durchführen zu müssen.

In ein gezieltes Training, das auf die Gesunderhaltung der Wirbelsäule fokussiert ist, sollten die Elemente der Bewegungsschulung für das Erlernen einer biomechanisch optimierten Hebetechnik sowie das gezielte Krafttraining der Stabilisatoren einfließen.

Im Gegensatz zum „klassischen" Krafttraining geht es beim stabilisierenden Krafttraining nicht um die dynamische Bewegung gegen einen Widerstand, sondern darum, gegen externen Widerstand eine stabile Wirbelsäulenposition halten zu können. Dieses Training wird zu Beginn mit verhältnismäßig niedrigen Lasten und einer hohen Fokussierung auf die Bewegungskontrolle durchgeführt.

Der Trainingsreiz beim Stabilisierungstraining kann im Hinblick auf eine Optimierung der muskulären Stabilisation der Wirbelsäule über eine instabile Stand- oder Sitzposition (z. B. auf dem Wackelbrett stehend oder auf dem Gymnastikball sitzend) um den Faktor Sensomotorik erweitert werden. Das bedeutet vereinfacht gesagt, dass zusätzlich zum Stabilisierungstraining Balancetraining sowie Balancetraining in Kombination mit Stabilisierungstraining Sinn für die Wirbelsäulenstabilisation macht. Ergänzend soll an dieser Stelle erwähnt sein, dass eine stabile Wirbelsäule auf einem stabilen Becken aufbaut und entsprechend die Kräftigung von Hüft- und Beinmuskulatur ein unverzichtbarer Teil der Trainingsplanung sein muss.

Ganz grundlegend sollte eine umfassende motorische „Grundausbildung" das Erlernen einer biomechanisch optimierten Hebetechnik umfassen. Dabei ist anzumerken, dass die allgemeine Empfehlung, „aus den Beinen" zu heben statt aus dem Rücken, zwar grundsätzlich korrekt ist. Die Umsetzung in der Praxis ohne eine weitere persönliche Schulung ist aber extrem schwierig bis de facto unmöglich. Im Sinne der Gesunderhaltung und Verletzungsprophylaxe wäre es daher von Vorteil, insbesondere für körperlich belastende Berufe, sich im Rahmen der Berufsausbildung dem Thema der optimierten Lasthandhabung eingehender anzunähern. Gerade der Sportunterricht in Berufsschulen könnte dieses volkswirtschaftlich hoch relevante Thema aufgreifen und damit eine zeitgemäße Rolle in der Prävention von muskuloskeletalen Verletzungen übernehmen.

Richtiges Heben, Tragen, Ziehen und Schieben muss gelernt werden! Dies gilt im privaten Bereich, z. B. für „Häuslbauer", ebenso wie im Beruf. Lassen Sie sich unterweisen und holen Sie sich entsprechendes Informationsmaterial bzw. weitergehende Informationen in Form von Ratgebern bei Ihrem Arbeitgeber sowie über die für Ihre Gesundheitserhaltung am Arbeitsplatz verantwortlichen Versicherungsträger.

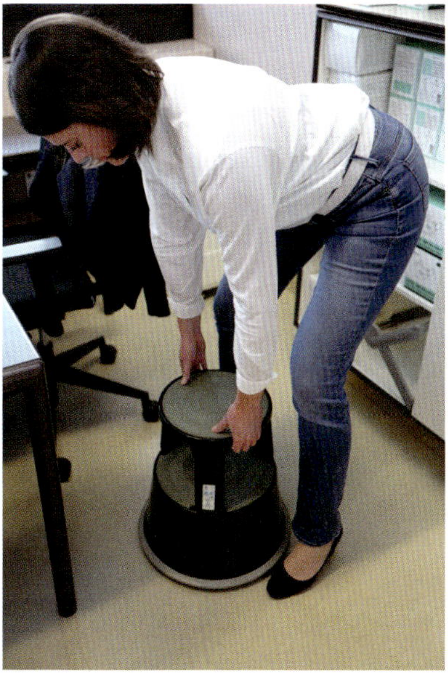

Abb. 24: Richtiges Heben

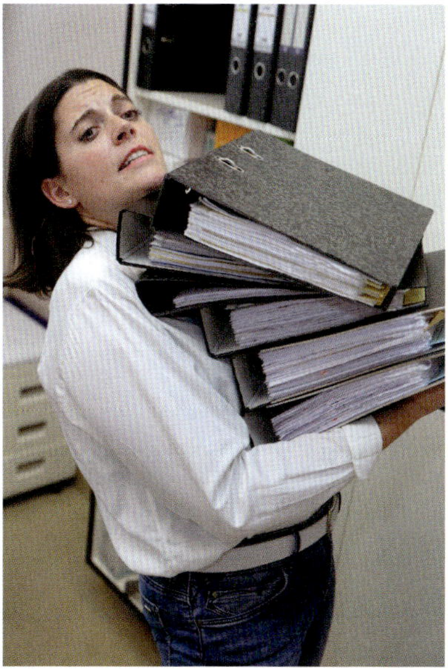

Abb. 25: Richtiges Tragen

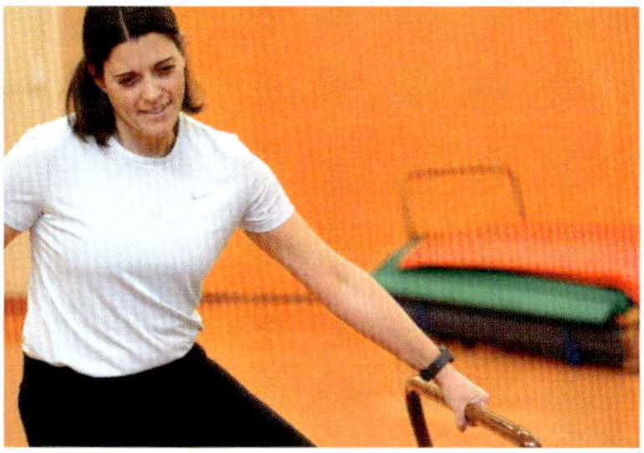

Abb. 26: Richtiges Ziehen

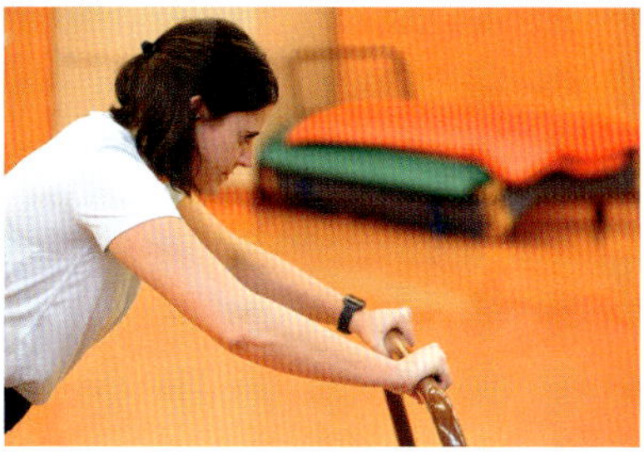

Abb. 27: Richtiges Schieben

Auch wenn das Gros der Rückenschmerzen den unspezifischen zuzuordnen ist, bleibt ein kleiner Teil an Rückenschmerzpatienten, deren Schmerzen eindeutig auf eine strukturelle Verletzung zurückgeführt werden können. Bei diesen Patienten steht an erster Stelle die Behandlung des akuten Schmerzes bzw. der geschädigten Struktur. Auch wenn bei manchen dieser Verletzungsbilder die Bewegungstherapie bereits in der Frühphase Teil der Behandlung ist, ist dabei zentral, dass diese Patienten in der Folge einem weiterführenden Stabilisierungs- und Krafttraining zugeführt werden. Deren Wirbelsäule ist nämlich durch die strukturelle Schädigung potenziell anfälliger für die Entstehung von chronischen Schmerzen geworden. Gerade solche Patienten profitieren von einem kräftigen Muskelkorsett und einer funktionell optimierten muskulären Stabilisation der Wirbelsäule.

Obwohl die Wirbelsäule aus vielen kleinen einzelnen, für sich genommen vergleichsweise weniger belastbaren Strukturen besteht, ist das Gesamtkonstrukt Wirbelsäule hoch belastbar, sofern die muskulären Stabilisatoren kräftig und gut trainiert sind. Unabhängig davon ist es für die langfristige Erhaltung der Wirbelsäulengesundheit unabdingbar, dass durch den Einsatz einer optimierten Bewegungs- und Hebetechnik die biomechanischen Belastungen einzelner passiver Wirbelsäulenstrukturen im Alltag möglichst minimiert werden.

Gezieltes Wirbelsäulentraining

- **bestehend aus drei bis fünf 20- bis 30-minütigen Einheiten (pro Woche)**
- **von Krafttraining der Rumpf- und Rückenmuskulatur mit einem spezifischen Fokus auf die stabilisierenden Muskelketten**
- **auf Basis einer gekräftigten Hüftmuskulatur**
- **in Kombination mit dem Training der Sensomotorik sowie**
- **begleitender Bewegungsschulung hinsichtlich Lastenhandhabung**

kann dabei gegenwärtig empfohlen werden. Diese Form des Trainings ist thematisch eindeutig vom allgemeinen Sporttreiben abzugrenzen.

ZUSAMMENFASSUNG

Vertreter verschiedener medizinischer Sonderfächer wie Allgemeinmedizin, Orthopädie und Unfallchirurgie, Physikalische Medizin und allgemeine Rehabilitation, Innere Medizin, Arbeitsmedizin und Organisationsmedizin sowie Spezialisten aus den Bereichen Arbeits- und Organisationspsychologie, Klinische Psychologie und Gesundheitspsychologie, Physiotherapie und Sportwissenschaft arbeiten an der Klärung der Ursachen und Behandlung von Rückenschmerzen. Den Fächern Allgemeinmedizin, Orthopädie und Unfallchirurgie sowie Physikalische Medizin und allgemeine Rehabilitation kommt hierbei als ersten Ansprechpartnern eine Art Lotsenfunktion zu.

Wir verbringen sehr viel unserer Lebenszeit am Arbeitsplatz. Die Themen Arbeits- und Organisationsmedizin sowie Betriebliches Gesundheitsmanagement sind daher für unsere Rückengesundheit essenziell, denn die sogenannten Gesundheitsförderlichen Arbeitsbedingungen können zum Erhalt und zur Verbesserung unserer Rückengesundheit sehr viel beitragen. Wir alle sollten daran arbeiten, damit das Ideal, dass die Anforderungen der Arbeit (Belastungen) unseren physischen und psychischen Fähigkeiten entsprechen und dass unsere Arbeit unter ergonomisch richtigen Bedingungen erfolgt, auch täglich gelebt wird.

Zudem wirken auch ein angemessenes Ausmaß an Autonomie und Entscheidungsfreiheit, die Vermittlung von Erfolgsgefühlen durch die Arbeit, Möglichkeiten zur Weiterentwicklung und vor allem sozialer Rückhalt durch Vorgesetzte und Kollegen gesundheitsförderlich. Ein angemessenes Belohnungssystem sowie gesundheitsförderlicher, achtsamer Führungsstil unserer Vorgesetzten (Wertschätzung) sind weitere wesentliche Stützpfeiler unserer Rückengesundheit.

Dieselben Themen betreffen übrigens auch unsere Freizeit- und Erholungsphasen – auch und gerade in einer Zeit der Digitalisierung und des Wandels.

Auch beim Thema Rückenschmerz ist es wichtig, den Pfad der State-of-the-Art-Medizin zu beschreiten, damit von der Diagnose bis zur Behandlung jene empfohlenen Maßnahmen eingesetzt werden, die über die bestfundierte wissenschaftliche Beweislage verfügen. Weiters ist es relevant, dass die Diagnosestellung sowie Rezeptur von Medikamenten und die Verordnung von z. B. physikalischen Modalitäten ärztlich verantwortete Maßnahmen sind. Deswegen sind Vertreter dieser Berufsgruppe als erste Ansprechpartner beim Auftreten von Rückenschmerzen zu betrachten.

MEDIZINISCHE MASSNAHMEN BEIM RÜCKENSCHMERZ

In diesem Kapitel führen wir das bisher aus Sicht der unterschiedlichen medizinischen Fachdisziplinen und Professionen dargestellte Wissen zusammen. So werden die medizinischen Maßnahmen Diagnose, Therapie und Rehabilitation im Sinne der Versorgungskette ohne direkte Bezugnahme auf die einzelnen Schwerpunkte der genannten, unterschiedlichen Bereiche dargestellt.

DIAGNOSTIK – ANAMNESE UND KLINISCHE UNTERSUCHUNG

Kreuz- und Rückenschmerzen diagnostiziert Ihr Arzt mittels gezielten Erfragens Ihrer Anamnese sowie anhand einer fundierten körperlichen Untersuchung.

Die gezielte Anamnese bzw. Vorgeschichte hinsichtlich möglicherweise gefährlicher (spezifischer, komplexer) Ursachen und hinsichtlich einer eventuell vorliegenden erhöhten Neigung zur Chronifizierung des Schmerzgeschehens ist beim Kreuz- und Rückenschmerz besonders wichtig. Falls die Anamnese Hinweise auf einen komplexen, spezifischen Hintergrund ergeben sollte, werden weiterführende diagnostische und therapeutische Maßnahmen eingeleitet.

Falls sich aus der Anamnese keine derartigen Hinweise ergeben, liegen nicht-komplizierte oder „unspezifische" bzw. nicht-spezifische akute Kreuz- und Rückenschmerzen vor. In diesem Fall werden nicht-medikamentöse und medikamentöse Behandlungen eingeleitet, um Sie möglichst schnell schmerzfrei zu machen und in Bewegung zu bringen bzw. noch besser mobil zu halten. Ein derartiger multi- und interdisziplinärer Behandlungsplan unter Einsatz konservativer medikamentöser sowie nicht-medikamentöser, physikalischer Therapien zielt jedenfalls auf rasche Schmerzlinderung und Mobilisierung sowie die Information und Bewusstmachung ab, dass körperliche Bewegung keine Schäden verursacht.

Die Vermittlung von Kompetenzen zu gesundheitsbewusstem Verhalten entsprechend dem sogenannten biopsychosozialen Krankheitsmodell von Rücken- und Kreuzschmerzen ist dabei von enormer Bedeutung. Wichtig ist hier das Motto „Bewegung, Bewegung, Bewegung!" – für Sie kann das bedeuten, den sprichwörtlichen „inneren Schweinehund" überwinden zu müssen. Integrieren Sie die Bewegung in Ihren gelebten Alltag – nehmen Sie die Treppe statt des Aufzugs oder gehen Sie zu Fuß, anstatt das Auto oder die „Öffis" zu nehmen. Weiters sollen zusätzliche gezielte körperliche Aktivitäten wie Bewegungsübungen und Trainingstherapie umgesetzt und Gewicht reduziert und krankmachender Distress vermieden bzw. besser gemanagt werden.

Als Risikofaktoren insbesondere für die Chronifizierung von Rückenschmerzen gelten u. a. der Sozialstatus, psychische Faktoren, arbeitsbezogene Faktoren und arbeitsbezogene psychosoziale Bedingungen (siehe vorherige Kapitel).

Bewegung ist eine „Polypill" – ein „Medikament", das in der Prävention, Therapie und Rehabilitation vieler Krankheiten, vor allem von Zivilisationserkrankungen wie auch dem Rückenschmerz, zahlreiche positive Wirkungen hat. „Bewegung, Bewegung, Bewegung" bedeutet, jede Möglichkeit zur Bewegung im Alltag wahrzunehmen sowie gezielt zusätzliche körperliche Aktivitäten wie Bewegungsübungen und Trainingstherapie umzusetzen.

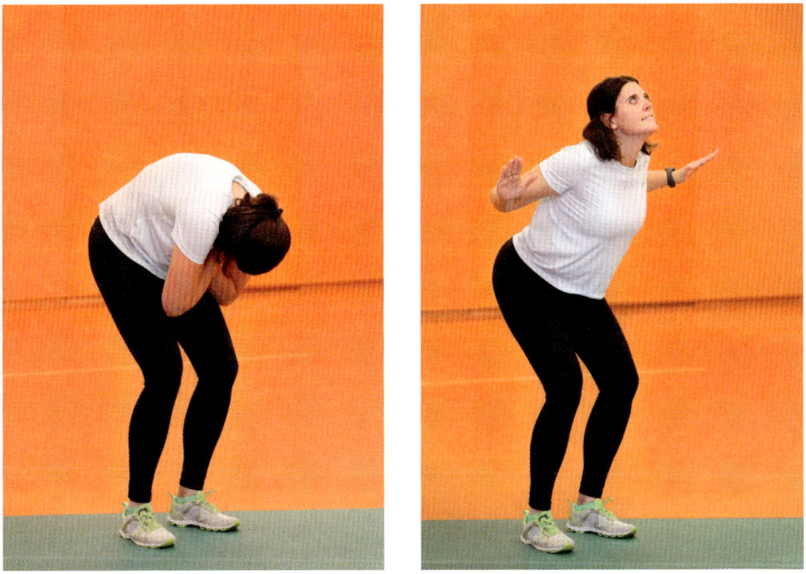

Abb. 28: Bewegung als Möglichkeit zur Prävention, aber auch Therapie von Rückenschmerzen

VIELFÄLTIGE URSACHEN

Wie erwähnt werden Rückenschmerzen der Ursache nach grob in zwei Gruppen eingeteilt: in den unspezifischen oder (noch) nicht-spezifischen (keine eindeutige Ursache fassbar) und den spezifischen Rückenschmerz. Spezifische Rückenschmerzen wiederum haben eine eindeutig feststellbare Ursache (im Bereich der Wirbelsäule oder durch verschiedenste Erkrankungen anderer Organsysteme) wie z. B. Lungenentzündung, Nierensteine, Herzinfarkt, Herpes zoster (Gürtelrose) etc.

Bei Kreuz- und Rückenschmerzen kann es viele unterschiedliche Ursachen geben, wobei ein Mix aus Bewegungsmangel mit einem Dis-Use (falsches Verwenden) oder gar Non-Use (kaum bis überhaupt kein Verwenden) der entsprechenden Muskulatur und Bewegungsketten mit Muskelfunktionsverlust, Stress mit Verspannungen sowie degenerative Veränderungen (der oft zitierte „Verschleiß") als wesentliche Gründe zu nennen sind. Genau diese Problematik unseres „modernen" sitzenden Lebensstils ermöglicht es aber im Umkehrschluss, dass man der „Volkskrankheit" Rückenschmerz aktiv durch regelmäßige körperliche Aktivität, Bewegung und Training präventiv begegnen kann.

Beim Rückenschmerz haben Sie als Patient die Möglichkeit, durch Ihr eigenes Zutun aktiv selbst auf Ihr Leiden einzuwirken, es zu lindern oder sogar selbst langfristig zu „heilen" bzw. Krankheitsrückfällen oder einer Chronifizierung der Schmerzsymptomatik aktiv vorzubeugen – Ihre Mitarbeit ist gefordert!

WANN MÜSSEN SIE UNBEDINGT ZUM ARZT?

Meist haben Rückenschmerzen harmlose, nicht-spezifische Ursachen (wie Verspannungen bzw. Dysbalancen von Muskeln, mangelnde Bewegung, Haltungsprobleme etc.), sind also nicht gefährlich und haben daher eine gute Prognose.

Wenn die Rückenschmerzen allerdings einen untypischen Verlauf zeigen, therapieresistent sind und anhalten oder sogar zunehmen, sollten Sie sich unbedingt in ärztliche Betreuung (Diagnose und Therapie) begeben. Auf derartige, gefährliche (und spezifische) Rückenschmerzen weisen u. a. ihr plötzliches Auftreten sowie Begleitsymptome wie eine (zunehmende) Muskelschwäche bis Lähmung, Gefühlsstörungen an Armen, Beinen oder im Genitalbereich hin. Dann ist in jedem Fall unmittelbar ärztliche Hilfe in Anspruch zu nehmen!

ABKLÄRUNG VON RÜCKENSCHMERZEN

Die Erhebung der Krankengeschichte (Anamnese) umfasst Fragen

- nach der Dauer der aktuellen Schmerzepisode und dem zeitlichen Verlauf,
- nach der Intensität der Schmerzen,
- nach der Lokalisation des Auftretens,
- nach Ausstrahlung in Arme, Beine etc.,
- nach auslösenden Faktoren (Bewegung, Ruhe, Kälte, Wärme etc.),
- nach früheren Episoden von Rückenschmerzen, deren Verlauf und Therapie, sowie
- nach körperlichen und psychischen Begleitsymptomen.

Zusätzlich wird nach Ihrer Einstellung zu den Schmerzen sowie nach Ihrem Schmerzverhalten gefragt, um Ihr Risiko einer Chronifizierung zu eruieren.

Die darauffolgende körperliche klinische Untersuchung und einige Laboruntersuchungen gehören zur klinischen Routine.

Radiologische Untersuchungen wie Röntgen, Computertomographie (CT) und Magnetresonanztomographie (MRT) erfolgen zunächst ausschließlich bei Verdacht auf spezifische Rückenschmerzen – ein Zuviel an Untersuchungen soll beim in den meisten Fällen unspezifischen und nicht gefährlichen Rückenschmerz unbedingt vermieden werden, um eine Chronifizierung zu vermeiden.

THERAPIE

Erste Hilfe beim akuten Rückenschmerz
Akut kann meist Wärme muskuläre Entspannung und Schmerzlinderung bringen. Wärme ist eine physikalische Maßnahme, die Sie selbst (Wärmeflasche, Kirschkernkissen, Wickel, Wärmepflaster etc.) anwenden können. Sie können sich aber auch auf die Expertise der Physikalischen Medizin verlassen und eine gezielte therapeutische Wärmeapplikation über den Weg der Thermotherapie und Balneologie mit Packungen und Bädern, der Phototherapie, der Ultraschalltherapie und der Elektrotherapie etc. erhalten.

Therapeutische Maßnahmen
Bei spezifischen Rückenschmerzen wird kausal, d. h die Ursache der Beschwerden behandelt. Selten ist dies ein operativer Eingriff, viel häufiger kommt eine konservative, d. h. nicht-operative Behandlung zur Anwendung. Bei einem Bandscheibenvorfall helfen z. B. Wärme, Bewegungstherapie, Entspannungstechniken und schmerzlindernde (Analgetika) oder muskelentspannende (Muskelrelaxantien, Myotonolytika) Medikamente.

Bei unspezifischen oder nicht-spezifischen Rückenschmerzen steht die Beschwerdelinderung und nicht die Bekämpfung der Ursache im Vordergrund (symptomatische Behandlung). Das Schmerz-Vermeidungsverhalten soll mit physikalischen Modalitäten und Medikamenten sowie rascher Mobilisierung so rasch wie möglich durchbrochen werden. Auch hier ist also ein konservatives Vorgehen mit einer schmerzlindernden und muskelentspannenden medikamentösen und physikalisch-medizinischen Behandlung angezeigt.

Vieles können dabei die Betroffenen selbst beitragen, wie

- Vermeiden von Inaktivität,
- regelmäßige körperliche Aktivität und Bewegung,
- rückengerechtes ergonomisches Verhalten sowie
- die gezielte Anwendung physikalischer Maßnahmen wie Wärme.

Um eine Chronifizierung der Schmerzen zu vermeiden, sind das Vermeiden von Inaktivität und eine adäquate Schmerzbewältigung sehr wichtig. Für eine negative Einstellung mit Hoffnungslosigkeit und Katastrophisieren in Bezug auf den Rückenschmerz ist kein Platz – diese sind starke Risikofaktoren dafür, dass die Schmerzsituation chronifiziert wird und dauerhaft erhalten bleibt.

Bewegung kann Sie lange gesund erhalten! Es ist mittlerweile wissenschaftlich bewiesen, dass aktive Menschen in den meisten Fällen deutlich gesünder – auch, was ihren Rücken angeht – und selbstbestimmter altern können.

Zum Verhalten gibt es einige wichtige, relativ einfach umsetzbare Punkte wie:

- unbedingte Vermeidung von Schonung und Bettruhe,
- Rückenschule,
- richtiges Bücken, Heben, Tragen, Ziehen, Schieben,
- ergonomischer Arbeitsplatz und Arbeitssituation,
- Work-Life-Balance,
- regelmäßige körperliche Aktivität, Bewegung und passender Sport (Stichwort Bewegungsempfehlungen),

- Krafttraining für die Tiefenmuskulatur im Rumpfbereich (Rückenmuskulatur, Bauchmuskulatur, Beckenboden),
- Entspannungsverfahren wie Atemtechniken, Progressive Muskelrelaxation nach Jacobson, Autogenes Training, Reise durch den Körper, Biofeedback und Biofeedback-gestützte Bewegungstherapie etc.,
- Yoga, Tai-Chi, Qi Gong, Alexander-Technik, Feldenkrais etc.,
- Wärmeapplikation in Kombination mit aktivierender Bewegung,
- Wirkstoffe wie Capsaicin z. B. als Pflaster bzw. in Munari-Packungen,
- Maßnahmen aus der Traditionellen Chinesischen Medizin (TCM),
- diätologische Maßnahmen mit einer vernünftigen Ernährung.

Medikamentöse Behandlung
Die medikamentöse Behandlung von Rückenschmerzen erfolgt im Normalfall über ein ärztliches Rezept, d. h. ärztliche An- und Verordnung, in der festgehalten ist, wann welches Medikament in welcher Dosierung und wie lange (Zeitraum) angewendet werden soll. So wird gezielt behandelt und etwaige Nebenwirkungen und Gewöhnungseffekte können weitestgehend vermieden werden. Der Arzt Ihres Vertrauens entscheidet dabei nach eingehender Untersuchung und Diagnosestellung auf dem Boden der an den Universitäten gelehrten State-of-the-Art-Therapie, welches Medikament für Sie im Moment am besten geeignet ist.

In Frage kommen Analgetika (Schmerzmittel) und nichtsteroidale Antirheumatika (NSAR) wie Ibuprofen, Diclofenac etc. und weiters Opioid-Analgetika. Zusätzlich gibt es muskelentspannende Medikamente (Muskelrelaxantien, Myotonolytika), die in erster Linie bei spezifischen Rückenschmerzen angewandt werden sollen.

Antidepressiva und Antikonvulsiva können bei chronischen Rückenschmerzen als Co-Analgetika, d. h. ebenfalls zur Schmerzbehandlung, namentlich der neuropathischen Schmerzkomponente, angezeigt sein.

Weiters gibt es diverse pflanzliche Präparate (Capsaicin, Weidenrinde-Extrakte etc.), die bei chronischen nicht-spezifischen Rückenschmerzen in Kombination mit aktivierender Bewegungstherapie wirksam sein sollen.

Rehabilitation

Wenn durch den Rückenschmerz relevante Beeinträchtigungen bestehen und eine Rehabilitationsfähigkeit gegeben ist, ist ein interdisziplinäres und multiprofessionelles Rehabilitationsprogramm (Indikation Bewegungs- und Stützapparat) sinnvoll, das vor allem auch eine Verbesserung der Funktion und Arbeitsfähigkeit zum Ziel hat.

Rehabilitation bedeutet Wiederbefähigung bzw. Wiederherstellung (Restitutio ad integrum bzw. ad optimum). Die Rehabilitation ist ein interdisziplinärer und multiprofessioneller Teamprozess, in dessen Mittelpunkt der Rehabilitand (Rehabilitationspatient) und seine Rehabilitationsziele (Schmerzfreiheit, Mobilität, Teilhabe) stehen.

Die Rehabilitation bei Kreuz- und Rückenschmerzen kann in einem stationären Setting in einer Rehabilitationsklinik oder auch ambulant stattfinden. Ergänzend sind der stationären und ambulanten Rehabilitation am Bewegungs- und Stützapparat telemedizinische Möglichkeiten der Telerehabilitation zur Seite gestellt.

Die Möglichkeiten der Rehabilitation am Bewegungs- und Stützapparat können nach Bewilligung eines Rehabilitationsantrags in folgenden Formen wahrgenommen werden:

- **ambulante Rehabilitation**
- **stationäre Rehabilitation**
- **Telerehabilitation (additive Maßnahme)**

Die typischen Zuweisungsgründe für die Rehabilitationsindikation „Stütz-und Bewegungsapparat" umfassen Kreuz- und Rückenschmerz, entzündliche oder degenerative Erkrankungen des Stütz- und Bewegungsapparates, Zustand nach operativen Eingriffen am Stütz- und Bewegungsapparat, angeborene oder erworbene Krankheiten durch Fehlbildung, Fehlstatik oder Dysfunktion der Bewegungsorgane sowie Verletzungsfolgen am Stütz- und Bewegungsapparat etc.

In der Rehabilitation der genannten Zustandsbilder kommen vor allem auch physikalisch-medizinische Therapien, d. h. physikalische Reize und Reizserien in multimodalen Konzepten, zur Anwendung. Diese erfordern die aktive Mitwirkung der Patienten. Zumeist führt eine Stress- und Schmerzreduktion mit darauffolgender Verbesserung der Beweglichkeit über regelmäßige Bewegung im Sinne eines systematischen Trainings zur Verbesserung der Gesamtgesundheit mit all ihren positiven Konsequenzen.

Machen Sie bei anhaltenden Kreuz- und Rückenschmerzen eine zielgerichtete Rehabilitation zur Wiederbefähigung zu einer schmerzfreien, mobilen und selbstbestimmten Lebensführung. Die Rehabilitation mit der Indikation „Stütz- und Bewegungsapparat" führt Sie bei Rückenschmerzen über den Weg der Schmerzfreiheit wieder zur Beweglichkeit. Diese Beweglichkeit wiederum ist wichtig für Ihre Bewegung und Mobilität. Regelmäßige körperliche Aktivität in Form regelmäßiger, systematisierter Bewegung ist Training. Genau dieses Training von Kraft und Ausdauer hält Sie wiederum langfristig beschwerdefrei, wenn Sie es konsequent und ganzjährig durchführen.

Telemedizin und Telerehabilitation

Als ePrävention bezeichnet man den Einsatz von Anwendungen mithilfe elektronischer Medien zur Unterstützung der Prävention, z. B. mit Empfehlungen zu sportlicher Aktivität oder gesundheitsförderndem Verhalten nach Telemonitoring zur Messung physiologischer (Puls etc.) oder nichtphysiologischer Parameter (gelaufene Distanzen etc.) auf mobilen Endgeräten (Smartphones oder Wearables). Denken Sie hier etwa an die App auf Ihrem Smartphone oder an Ihre Pulsuhr. Weiters gehören hierzu einschlägige Internetplattformen zum Austausch zwischen Patienten zur Steigerung der „patient advocacy".

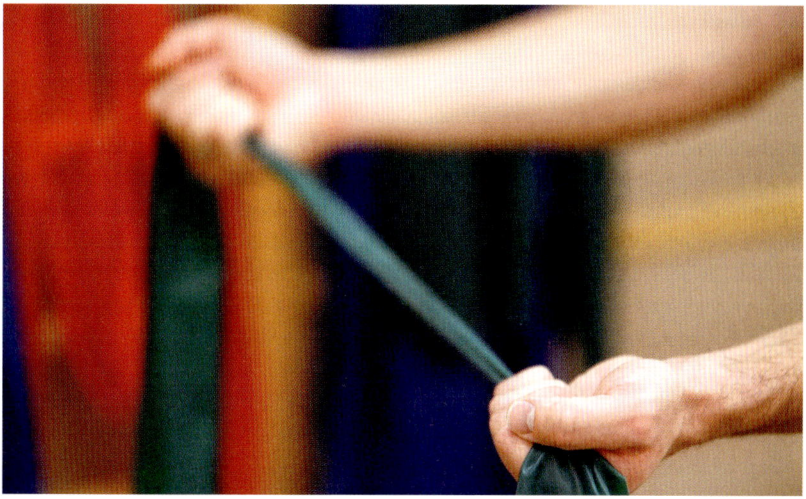

Abb. 29: Sanftes Krafttraining, etwa mit dem Fitnessband, ist ein wichtiges Element der stationären Rehabilitation.

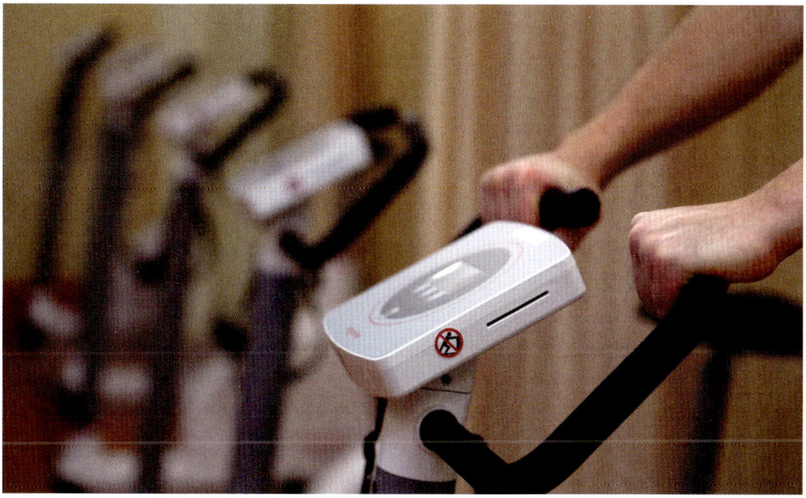

Abb. 30: Wie in der stationären ist auch in der ambulanten Rehabilitation Bewegung ein zentraler Inhalt. Trainingseinheiten am Ergometer verbessern neben der Muskulatur auch die Ausdauer und tragen zur allgemeinen Gesunderhaltung bei.

Als Telerehabilitation bezeichnet man einen (additiven, also ergänzenden) Ansatz zur Rehabilitation unter Verwendung von Internet & Co. Zum Einsatz kommen hier Tablets, Smartphones, PCs etc. Die Telerehabilitation findet ergänzend im Anschluss an eine stationäre oder ambulante Rehabilitation statt und soll den eingetretenen Rehabilitationserfolg festigen helfen. Unter anderem kann sie dabei unterstützen, dass im Rahmen der Rehabilitation vermittelte und erlernte Inhalte (z. B. richtiges Bewegen und Trainieren bei Rückenschmerzpatienten) in den Alltag übertragen, stabilisiert und unter „Tele-Supervision" weiterentwickelt werden können.

Ziele der telemedizinischen und telerehabilitativen Maßnahmen sind eine Steigerung von Adherence und Motivation (das langfristige Mittun der Patienten) sowie die Verbesserung der Selbstmanagementfähigkeiten der Patienten. Dies soll die Nachhaltigkeit der medizinischen Maßnahmen sichern helfen.

Zusätzlich gibt es Maßnahmen der Betrieblichen Gesundheitsfürsorge, Therapie und Telerehabilitation aus den Bereichen Ergonomie, Ergotherapie sowie Physiotherapie. Hierzu gehören auch Bewegungsübungs- und Trainingsprogramme via App sowie unterschiedlichste weitere ärztliche und therapeutische Softwareapplikationen, die derzeit – nicht zuletzt aufgrund der Corona-Pandemie – einen wahren Hype zu erleben scheinen. Wichtig ist es hier, den Überblick zu bewahren und darauf zu achten,

- dass der Pfad der State-of-the-Art-Medizin dabei nicht verlassen wird und
- dass die Diagnosestellung sowie die Therapie ärztlich verantwortete Maßnahmen sind, weswegen vor allem von Rückenschmerzpatienten Rückenschmerzpatienten den Kontakt zum Ansprechpartner Arzt nicht verlieren dürfen!

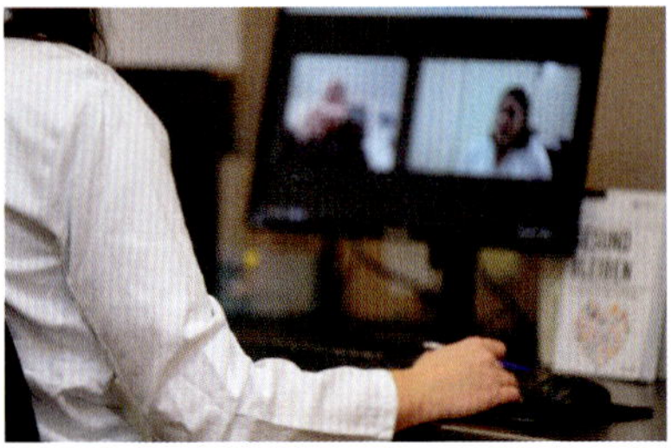

Abb. 31: Telemedizinische bzw. telerehabilitative Option

ZUSAMMENFASSUNG

Rücken- und Kreuzschmerzen verursachen nicht nur persönliches Leid, sondern auch volkswirtschaftlich relevante Kosten durch Arbeitsausfall.

Die Ursachen für Rücken- und Kreuzschmerzen sind vielfältig. Bewegungsmangel mit Dekonditionierung und Muskelabbau, Stress mit Verspannungen sowie degenerative Veränderungen, also „Abnutzung und Verschleiß", gelten als Hauptgründe der „Volkskrankheit" Rücken- und Kreuzschmerz.

Das einfache Gegenmittel heißt hier „Bewegung" – in der Vorbeugung, aber auch in der Behandlung und Rehabilitation. Der durch unsere moderne Lebensweise bedingte Dis-Use oder gar Non-Use der Muskulatur und Bewegungsketten muss umgekehrt werden – oder tritt durch eine von vornherein körperlich aktive Lebensweise gar nicht oder erst sehr viel später ein. Das bedeutet: Regelmäßige körperliche Aktivität und Bewegung bis zum gezielten systematisierten Training wirken präventiv. Auch von Rückenschmerz Betroffene können so ihre Schmerzsymptomatik durch ihr eigenes aktives Zutun positiv beeinflussen.

Vom Arzt werden Rücken- und Kreuzschmerzen mittels gezielten Erfragens der Anamnese sowie anhand der körperlichen Untersuchung diagnostiziert. Falls sich in seltenen Fällen Hinweise auf eine komplexe, spezifische Ursache ergeben, werden weiterführende diagnostische und therapeutische Maßnahmen durchgeführt.

Bei akuten, nicht-spezifischen (nicht-komplizierten, „unspezifischen") Rücken- bzw. Kreuzschmerzen werden nicht-medikamentöse (physikalisch-medizinische) und medikamentöse Behandlungen verordnet. Diese haben das Ziel einer raschen Schmerzfreiheit und Mobilisierung bzw. Aktivierung.

Für subakute und chronische Schmerzzustände stehen etablierte multi- und interdisziplinäre Behandlungspläne unter Einsatz medikamentöser und nicht-medikamentöser, physikalisch-medizinischer Therapien sowie die wesentliche Information, dass körperliche Bewegung keine Schäden verursacht, sondern vielmehr die Linderung der Beschwerden fördert, an erster Stelle.

Wenn relevante Beeinträchtigungen bestehen, ist eine Rehabilitation mit dem Ziel der Verbesserung von Funktion und Arbeitsfähigkeit angezeigt. Eine Rehabilitation bei Kreuz- und Rückenschmerzen kann in einem stationären Setting oder auch ambulant stattfinden.

PRÄVENTION

Dieses Kapitel beschäftigt sich zunächst mit der Vorbeugung (Prävention) von Rückenschmerzen, zu der wir alle selbst sehr stark beitragen können – also Schmerzen verhindern, bevor sie entstehen!

SITZENDER LEBENSSTIL UND BEWEGUNG

Ein überwiegend sitzender Lebensstil („Sedentary Lifestyle") mit täglichem, stundenlangem Sitzen vor dem Computer (mit Computer- bzw. Bildschirmarbeit sowie Gaming in der Freizeit), langen Autofahrten, einer ergonomisch falschen Sitzhaltung sowie falscher Pausengestaltung schädigen unseren Bewegungs- und Stützapparat und führen zu Kreuz- und Rückenschmerzen. Der „Sedentary Lifestyle" beeinträchtigt zusätzlich auch unser Herz-Kreislauf-System und den Stoffwechsel und begünstigt weitere „Zivilisationserkrankungen". Zumindest bei unserer Freizeitgestaltung sollten wir uns gegen einen sitzenden Lebensstil vor dem Computer entscheiden.

Ein wesentlicher Pfeiler der Prävention von negativen Folgen von Zivilisationskrankheiten, u.a. auch von Rückenschmerzen, ist die konsequente Umsetzung der nationalen und internationalen (American College of Sport Medicine – ACSM) Bewegungsempfehlungen. Es handelt sich hierbei um Bewegungsempfehlungen für alle Altersgruppen, Schwangere, Kranke etc., die einfach umzusetzen sind (bzw. wären).

Das Motto dieser Bewegungsempfehlungen lautet „Be Active, Healthy and Happy!"

Bewegung kann auch bei Erkrankungen sinnvoll – sozusagen „wie ein Medikament" – eingesetzt werden! Bewegung wirkt zudem im Sinne einer Prävention, um Kreuz- und Rückenschmerzen nachhaltig vorzubeugen.

Bewegung, regelmäßige körperliche Aktivität und Training sind die effektivsten Mittel zur Prävention, Therapie und Rehabilitation von degenerativen Abnutzungs- und Verschleißerscheinungen und Schmerzen am Bewegungsapparat, die unsere Mobilität, Unabhängigkeit und Selbstbestimmtheit einschränken. Durch die dabei wirkenden mechanischen Kräfte (Druck- und Scherkräfte) werden Knochen und Knorpel nachweislich begünstigt. Zusätzlich werden die Muskeln, welche die Stabilität unserer Gelenke und der Wirbelsäule aufrechterhalten, gekräftigt.

Wichtig ist es, Bewegung und richtig ausgeführte Bewegungen in den Alltag, d. h. Beruf und Freizeit, so zu integrieren, dass sie zur Gewohnheit werden.

Unser „innerer Schweinehund“ ist groß – beginnen Sie daher klein! Integrieren Sie Bewegung in Ihren Alltag. Nehmen Sie die Stufen und nicht den Lift – und machen Sie den ersten Schritt zu einem körperlich aktiven Lebensstil.

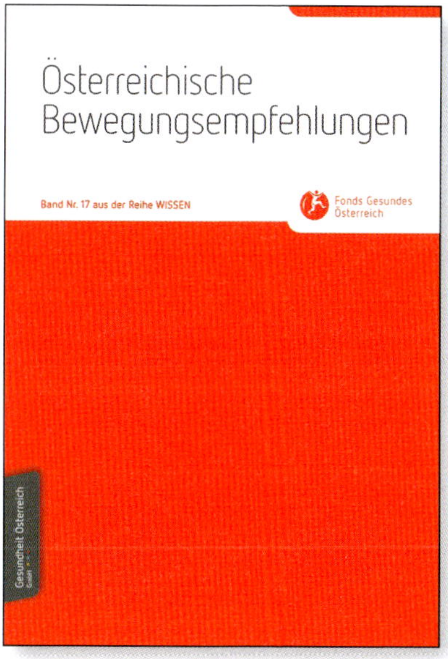

Abb. 32: Die Österreichischen Bewegungsempfehlungen, die jedem bekannt sein und von jedem umgesetzt werden sollten. Tun Sie etwas für sich – laden Sie sich diese Bewegungsempfehlungen via https://fgoe.org/sites/fgoe.org/files/2020-08/WB_17_bewegungsempfehlungen_bfrei.pdf herunter!

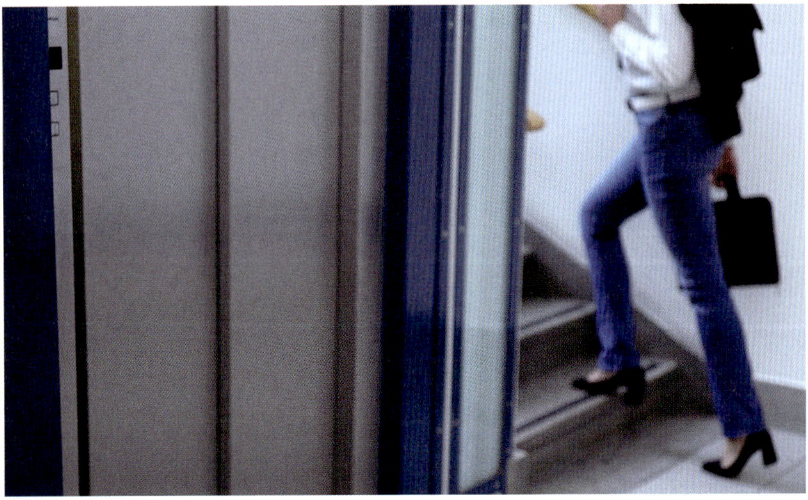

Abb. 33: Gelebte Prävention im Alltag – Stiegensteigen statt Liftfahren!

EINFACHE TIPPS ZUM RICHTIGEN SITZEN AM COMPUTER

Bekanntermaßen führen vor allem stundenlanges Sitzen vor dem PC (im Beruf und in der Freizeit), lange Autofahrten sowie die falsche Körperhaltung zur Schmerzen auslösenden Fehl- und Überbelastung unseres Rückens. Ganz wichtig ist hier die rechtzeitige Vorbeugung (Prävention) – der Rücken soll beim Sitzen am Computer nicht belastet, sondern entlastet werden. Vorbeugende Maßnahmen helfen, damit eine Abnutzung der Strukturen und damit Rückenschmerzen vermieden werden können – und schon kleine Veränderungen können hier sehr positiv wirken.

Richtiges Sitzen und Gesundbleiben vor dem Computer will gelernt sein. Lassen Sie sich daher ergonomisch beraten und sich Ihren Bildschirmarbeitsplatz optimal ergonomisch einrichten! Bildschirmarbeitsplätze müssen bestimmte technische und qualitative Anforderungen erfüllen. Zum richtigen Sitzen sollten idealerweise Sessel und Tisch adaptierbar sein, z. B. die Stuhl- und die Tischhöhe verstellbar sein. Auch die Lichtverhältnisse und die Beleuchtung müssen passen.

Eine ergonomische Arbeitshaltung bei Bildschirmtätigkeit ist unbedingt anzustreben. Lassen Sie sich hierzu kompetent unterweisen und holen Sie sich entsprechendes Informationsmaterial bei Ihrem Versicherungsträger! Beim Sitzen sollten die Füße und Beine richtig positioniert werden, d. h. die Füße sollen auf dem Boden ruhen können. Im Bedarfsfall (bei zu großer Sesselhöhe) kann dies durch Zuhilfenahme eines Schemels oder Stockerls erreicht werden. Die Unterschenkel sollten in den Kniegelenken einen rechten Winkel zu den Oberschenkeln bilden. Der Körper soll insgesamt in eine aufrechte Haltung gebracht werden. Die Sitzhöhe des Stuhls soll so eingestellt sein, dass die Oberarme parallel zum Oberkörper verlaufen und die Unterarme im rechten Winkel zu den Oberarmen auf der Tischfläche liegen. Lümmeln vor dem PC ist ein absolutes No-Go für unseren Rücken. Die Höhe des Bildschirms sollte so sein, dass man gerade nach vorne schauen kann – eine Blickabsenkung muss vermieden werden. Im Bedarfsfall sollten Papierstapel, Bücher etc. derart untergelegt werden, dass der Bildschirm auf die richtige Höhe gebracht wird.

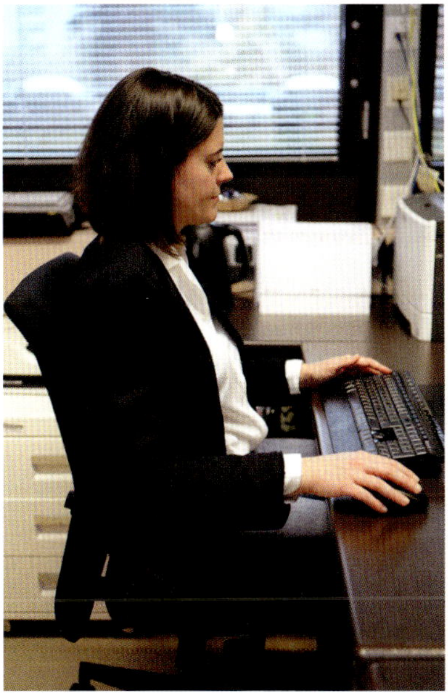

Abb. 34: Bildschirmarbeitsplatz oder Ergonomisches Sitzen

Beim Sitzen soll die volle Sitzfläche des Stuhls ausgenützt werden. Das Gesäß soll dabei im hinteren Eck des Stuhls und der untere Rücken (mit der Lendenwirbelsäule) an der Rückenlehne ruhen. Dies führt automatisch zur gewünschten aufrechten Haltung des Oberkörpers. In dieser idealen Sitzposition sollte man allerdings nicht stundenlang verharren. Man soll nämlich „dynamisch sitzen". Dynamisches Sitzen bedeutet, dass man die Sitzhaltung möglichst häufig wechselt, den Oberkörper mal nach vorne und mal nach hinten beugt und bei vorgebeugter Haltung die Beine leicht anwinkelt, wobei die Hände auf den Knien ruhen. Beim Zurücklehnen werden dann die Füße ein kleines Stück nach vorne geschoben. Oder verwenden Sie einfach einen PezziBall, der Sie unwillkürlich zum dynamischen Sitzen veranlasst (Abb. 35)!

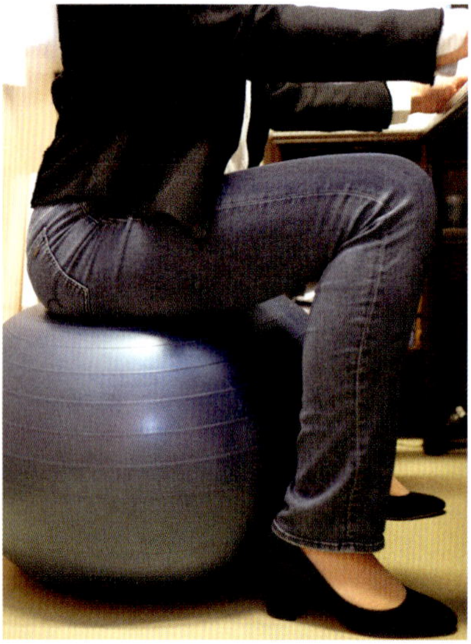

Abb. 35: Dynamisches Sitzen

60% unserer Arbeitszeit sollen mit dynamischem Sitzen verbracht werden. Für weitere Bewegung am Arbeitsplatz sollten 30% der Arbeitszeit mit Stehen und 10% mit Herumgehen verbracht werden. Wenn man z. B. Informationen mit Kollegen austauschen muss, geht man am besten direkt an deren Arbeitsplatz, anstatt ein E-Mail zu schreiben oder anzurufen – das ist auch sozial angemessener und hilft so quasi doppelt in der Prävention von Rückenschmerzen (siehe Kapitel „Rückenschmerz aus Sicht der Arbeits- und Organisationsmedizin sowie Arbeits- und Organisationspsychologie").

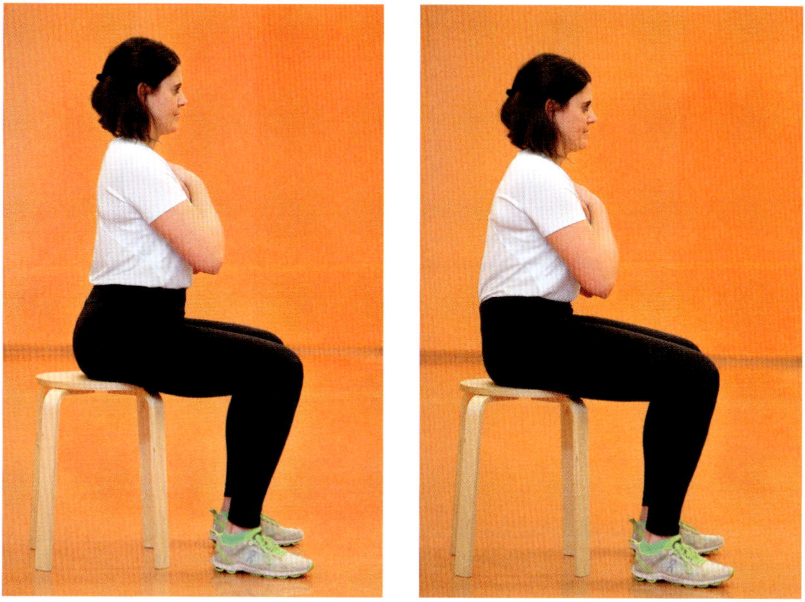

Abb. 36: Rücken-Training für zwischendurch: die „Beckenkippung“

Ein kleines Rücken-Training für zwischendurch, das man leicht am Computer-Arbeitsplatz umsetzen kann, zielt auf die so wichtige „Beckenkippung“ ab. Dabei setzt man sich in aufrechter Oberkörperhaltung auf das vordere Drittel eines Stuhls. Dabei spürt man die sogenannten Sitzbeinhöcker – das sind Knochenhöcker am Sitzbein, einem Teil des Beckens – auf der Sitzfläche aufliegen. Nun richtet man von dieser Position ausgehend das Becken vorsichtig auf. Danach kippt man es wieder nach hinten. Diese Kippbewegung wiederholt man einige Male. Als Nächstes hebt und senkt man abwechselnd beide Sitzbeinhöcker von der Sitzfläche und wiederholt auch dies mehrmals.

TELEARBEIT UND HOMEOFFICE

In der modernen Arbeitswelt spielen Telearbeit und Homeoffice bzw. Mobile Working nicht erst seit der Corona-Pandemie eine zunehmende Rolle.

Wichtig sind hier Themen der Ergonomie und der Arbeitsorganisation wie die ergonomische Gestaltung des Bildschirmarbeitsplatzes und der Umgang mit (durch diese Art der Arbeitstätigkeit neuen) psychischen Belastungen. Passende Arbeitsbedingungen und Arbeitsabläufe sind hier das Um und Auf! Die zuvor genannten Tipps zum richtigen Sitzen am Computer sollten Sie auch im Homeoffice beherzigen. Und achten Sie auch im Homeoffice auf Ihre Work-Life-Balance!

ENTSPANNEN SIE SICH!

Eine richtige und gezielte Pausengestaltung ist wie der gesunde Schlaf ein Kernelement einer guten Regeneration. Dies kann Sie leistungsfähig, gesund und frei von Rückenschmerzen halten.

Wichtig zu wissen ist, dass man nicht gleichzeitig geistig angespannt und körperlich entspannt sein kann. Und genauso verhält es sich auch umgekehrt. Wenn Sie angespannt sind, verspannt sich Ihre Rückenmuskulatur – und das führt zu Schmerzen!

Erlernen Sie daher ganz gezielt mentale Techniken (Entspannungs- und Atemtechniken) und setzen Sie diese regelmäßig ein! Einfache Atem- und Muskelrelaxationstechniken wie die Progressive Muskelrelaxation nach Jacobson sind relativ rasch zu erlernen und dabei sehr effektiv. Das Autogene Training erfordert einen längeren Lernprozess, ist aber ebenfalls sehr wirkungsvoll.

Falls Sie zusätzlich apparative Hilfe zum Erlernen von Entspannung in Anspruch nehmen wollen, probieren Sie einmal Biofeedback aus. Es konnte gezeigt werden, dass Biofeedback ein geeignetes Verfahren in der Behandlung chronischer nicht-spezifischer Rückenschmerzen ist, weswegen es vermehrt Einsatz in der interdisziplinären multimodalen Schmerztherapie finden sollte.

Beim Biofeedback handelt es sich um eine apparative Methode zur Bewusstmachung an sich nicht bewusster (weil selbständig bzw. autonom ablaufender) Körperfunktionen, wenn diese nicht mehr so funktionieren, wie sie eigentlich sollten. Erst mit dieser Bewusstmachung können sie dann dem aktiven Zugriff und damit einer Therapie (z. B. gezieltes Stressmanagement, Entspannung etc.) zugänglich gemacht werden. Das wirksame Prinzip des Biofeedbacks sind diese Bewusstmachung sowie die „Selbstwirksamkeitsüberzeugung".

Biofeedback kann in vielen nicht-medizinischen und medizinischen Einsatzbereichen innerhalb eines – bei medizinischen Indikationen – State-of-the-Art-Behandlungsregimes effektiv eingesetzt werden. Auch die frühzeitige Prävention von Schmerzsyndromen (Ergonomie, Stressmanagement) ist relevant. Wesentlich ist neben der Wirksamkeit vor allem auch die Nachhaltigkeit der Maßnahme Biofeedback durch Erhöhung der Selbstkompetenz der Patienten. Diese besagt, dass die Patienten auch nach dem „Absetzen" der Methode Biofeedback weiterhin von dessen positiven Effekten profitieren können.

In der wissenschaftlichen Literatur gibt es klare Hinweise auf die Effektivität von Biofeedback bei ausgewählten Schmerzsyndromen wie u. a. dem Rückenschmerz.

UND NUN – ZUM SCHLAF!

Rund ein Drittel unseres Lebens schlafen wir. Unser Schlaf erfüllt viele entscheidende Funktionen für unser körperliches und geistiges Wohlbefinden. Und der Schlaf sowie die Liegesituation beim Schlafen beeinflussen zusätzlich auch unsere Rücken- und Wirbelsäulengesundheit.

Sorgen Sie für eine gute Schlafhygiene! Schlafen Sie in einer schlaffreundlichen Umgebung: Das ideale Schlafzimmer ist kühl mit ausreichend Frischluft und Luftfeuchtigkeit und möglichst wenig Licht. Damit das so bleibt, verbannen Sie Ihre elektronischen Geräte (Fernseher, Smartphones, Tablets etc.) aus dem Schlafzimmer. Diese stellen unnötige Licht- und Wärmequellen dar und tragen zum Elektrosmog bei. Gewöhnen Sie sich ein Einschlafritual an. Essen Sie vor dem Schlafengehen nicht mehr oder nicht zu viel und trinken Sie vor dem Schlafengehen nicht zu viel (vor allem keinen Alkohol). Und rauchen Sie nicht!

Beim Kauf von Bett, Lattenrost und Matratze sowie der Bettwäsche kann man sich fundiert beraten lassen. Gehen Sie Probeliegen, denn Ihre Konstitution und Ihr individuelles Liege- und Schlafverhalten spielen eine wesentliche Rolle. Je individueller Ihr Schlafsystem (Schlafzimmer, Bett, Lattenrost, Matratze, Polster etc.) an Ihren Körper angepasst wird, desto besser. Wichtig ist hier der sogenannte Abstützeffekt bzw. der Druck pro Liegefläche – größere, schwerere Menschen benötigen härtere Matratzen als kleinere, leichtere. Eine passende Matratze gibt im Bereich von Gesäß und Schultern entsprechend nach. Wenn Sie auf dem Rücken liegen, muss dabei die natürliche Doppel-S-Form der Wirbelsäule erhalten bleiben. Bei einem Flachrücken muss auch im Liegen in Rückenlage der Flachrücken erhalten und bei Hohl-Rundrücken dieser in Rückenlage gestützt werden. Beim Liegen und Schlafen auf der Seite sollten die Schultern und das Becken so einsinken, dass dadurch die Wirbelsäule eine gerade Linie bilden kann. Bei passender Kopfpolster-Höhe liegen die Halswirbel auf Höhe der Wirbelsäule.

EXKURS: AUSDAUERTRAINING GEGEN RÜCKENSCHMERZ

„Hinsichtlich Prävention, Therapie und Rehabilitation von Rückenschmerzpatienten nimmt gerade regelmäßiges aerobes Training – das sind Ausdauerbelastungen mit kontinuierlicher moderater Intensität oder Intervalltraining, in dem sich höhere Belastungsphasen und Ruhephasen abwechseln – einen wichtigen Stellenwert ein."

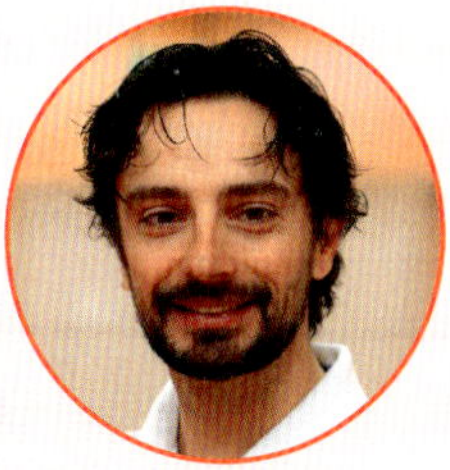

Stefano Palma

Ausdauer ist neben Kraft, Schnelligkeit, Flexibilität und Koordination Bestandteil der motorischen Beanspruchungsformen (oder Grundeigenschaften) und stellt damit eine zentrale konditionelle Fähigkeit des Menschen dar. Ausdauertraining dient definitionsgemäß der Entwicklung einer Ermüdungswiderstandsfähigkeit gegenüber physischen und psychischen Belastungen über einen bestimmten Zeitraum und trägt somit zur verbesserten Erholung und Regeneration bei. Interventionsstudien mit regelmäßigem Ausdauertraining verweisen auf eine Reihe von gesundheitsrelevanten Benefits (wie beispielsweise die Optimierung des Fett- und Glucosestoffwechsels, Reduktion der Insulinresistenz, Optimierung des Blutdruckverhaltens, positive Auswirkungen auf das Immunsystem etc.), wovon Patienten mit unterschiedlichsten Erkrankungen wie Herz-Kreislauf-Erkrankungen, aber auch onkologischen Grunderkrankungen etc. profitieren können.

Die aktuelle Leitlinie des Bundesministeriums für Arbeit, Soziales, Gesundheit und Konsumentenschutz bzw. die nationalen Bewegungsempfehlungen sehen hierzu für alle Patienten mit unspezifischen Kreuzschmerzen im Akutstadium u. a. bewegungsfördernde Maßnahmen zur Verhinderung einer Chronifizierung vor. Hinsichtlich subakuter oder bereits manifester chronischer Rückenschmerzen steht primär die Reduktion der Schmerzsymptomatik (mit dem Ziel der Wiedererlangung bzw. Bewältigung von Alltagsaktivitäten) im therapeutischen Fokus. Generelles Ziel der Behandlungen ist die Erhöhung der Lebensqualität durch Schmerzreduktion, die Steigerung der Mobilität und Teilhabe, Rückkehr an den Arbeitsplatz und Verhinderung von physischen und mentalen Langzeitdefiziten.

Studien belegen, dass ein niedriger aerober Fitnesszustand (gemessen an der maximalen Sauerstoffaufnahme, kurz VO2max) stark mit dem Auftreten von Rückenschmerzen korreliert und folglich Schmerzpatienten im Vergleich zur gesunden Norm eine deutlich reduzierte VO2max aufweisen. Als Ursache des Abbaus der Kondition wird u. a. eine Reduktion der physischen Aktivität aufgrund eines Schmerzvermeidungsverhaltens (das als typisches Merkmal bei vielen Patienten beobachtet werden kann) angenommen.

Regelmäßige körperliche Bewegung, eingebettet in ein interdisziplinäres multimodales Therapiesetting, leistet einen wichtigen Beitrag in der Begleitung und Betreuung von Rückenschmerzpatienten. Als bewegungsfördernde Maßnahmen zur Schmerzreduktion und Verbesserung der Funktionalität gelten einerseits klassische Rückenschulen, medizinische Bewegungstherapien im Kraft-Ausdauer-Bereich, aber auch Spezialformen wie Yoga und Tai-Chi. Eine Vielzahl an Patienten leidet zusätzlich zur Schmerzsymptomatik auch unter Angst, Depressionszuständen und nicht adäquatem Schmerzvermeidungsverhalten. Deshalb kann eine Kombination mit verhaltenstherapeutischen Therapieansätzen und Schulung der Körperwahrnehmung sinnvoll sein.

POTENZIELLE WIRKUNGEN VON AUSDAUERTRAINING

Im menschlichen Organismus manifestieren sich positive physiologische Effekte von Ausdauertraining auf unterschiedlichen Ebenen, die teilweise ineinandergreifen und Schnittmengen aufweisen. Die genauen Zusammenhänge sind wegen ihrer Komplexität jedoch noch nicht restlos geklärt. Es wird beispielsweise vermutet, dass die schmerzmodulierende Wirkung von Training an die Produktion körpereigener Endorphine gekoppelt ist, welche die Schmerzempfindlichkeit senken. In diesem Kontext wurde demonstriert, dass durch körperliches Training die endogene Endorphinproduktion signifikant anstieg.

Gleichzeitig vermag Ausdauertraining durch Produktion entsprechender Botenstoffe eine stimmungsaufhellende Wirkung im Gehirn zu entfalten, wovon besonders Rückenschmerzpatienten mit depressiver Verstimmung und Angststörungen profitieren könnten. Daten hierzu zeigen, dass es einen häufigen Zusammenhang zwischen psychischen Beeinträchtigungen durch Depression und Rückenschmerzen gibt.

Aus pathophysiologischer Sicht scheinen auch chronische Entzündungsprozesse (nachgewiesen durch spezifische Biomarker im Blut wie C-reaktives Protein, Tumornekrosefaktor α, spezifische Interleukine etc.) an der Entstehung von Schmerz sowie an degenerativen spinalen Prozessen beteiligt zu sein. In diesem Zusammenhang wurde beobachtet, dass regelmäßiges Ausdauertraining inflammatorische (entzündliche) Prozesse positiv beeinflussen kann.

Ein passiver Lebensstil kann hingegen zu einer mechanischen Minderbeanspruchung der Muskulatur und Förderung von Haltungsstörungen und Insuffizienzen führen. Übergewicht durch körperliche Inaktivität ist wiederum an Entzündungsprozesse gekoppelt, die ihrerseits chronisches Schmerzgeschehen triggern können. Andererseits kann die Erhöhung des Energieumsatzes und die Optimierung des Fett- und Zuckerstoffwechsels mit damit einhergehender Gewichtsreduktion durch Training für Rückenschmerzpatienten einen Mehrwert bringen.

BEWEGUNGSEMPFEHLUNGEN UND INTENSITÄTSVORGABEN

Die internationalen Leitlinien des American College of Sport Medicine (ACSM) geben wie die nationalen Bewegungsempfehlungen allgemein für Patienten mit Schmerzen im unteren Rücken (Low Back Pain) eine Bewegungsempfehlung von 75 Minuten (intensivem) bzw. 150 Minuten (moderaterem) Ausdauertraining, in Kombination mit einem zwei- bis dreimaligen Krafttraining pro Woche und Dehnungsübungen an. Studien in diesem Zusammenhang zeigten auf, dass ohne Umsetzung dieser Bewegungsvorgaben eine 1,23-mal höhere Wahrscheinlichkeit besteht, Rückenschmerzen zu entwickeln. Natürlich sind individueller Krankheitsverlauf und Belastbarkeit im Vorhinein abzuklären und müssen mit dem behandelnden Arzt besprochen werden. Besonders bei zusätzlich bestehenden Erkrankungen sollte ein kardiovaskuläres Risikoprofil erhoben werden, um etwaige Zwischenfälle beim Training hintanzuhalten. Hinsichtlich Bewegungsintensität wird für moderate Ausdauerbelastungen 64–76% der maximalen Herzrate (Maximalpuls) und bei intensiveren Einheiten 77–95% der maximalen Herzrate empfohlen. Hier kann eine Ausbelastungsergometrie zu Beginn des Trainings nützliche Hinweise zur genauen Eingrenzung des optimalen Trainingsbereiches liefern.

ZUSAMMENFASSUNG

In der Vorbeugung von negativen Folgen von Zivilisationskrankheiten sowie von Rückenschmerzen haben Bewegung und regelmäßige körperliche Aktivität eine enorme Bedeutung. Daher sollten die nationalen und internationalen Bewegungsempfehlungen konsequent umgesetzt werden. Bewegung kann auch gegen Rückenschmerzen „wie ein Medikament" eingesetzt werden. Hinsichtlich Prävention, Therapie und Rehabilitation von Rückenschmerzen hat auch regelmäßiges aerobes Training einen hohen Stellenwert.

Eine ergonomische Beratung sowie die ergonomische Einrichtung des Bildschirmarbeitsplatzes wirken präventiv, denn richtiges Sitzen vor dem Computer will gelernt sein. Unser Rücken soll beim Sitzen am Computer nicht be-, sondern entlastet werden! Themen der Ergonomie, der Arbeitsorganisation, die ergonomische Gestaltung des Bildschirmarbeitsplatzes und der Umgang mit (neuen) psychischen Belastungen sind heutzutage für die Erhaltung – auch, aber nicht nur – unserer Rückengesundheit entscheidend.

Entspannung ist wichtig, denn man kann nicht gleichzeitig geistig angespannt und körperlich entspannt sein und umgekehrt. Unser Schlaf erfüllt viele Funktionen, die für unser körperliches und geistiges Wohlbefinden wichtig sind. Der Schlaf sowie die Liegesituation beim Schlafen beeinflussen unsere Rücken- und Wirbelsäulengesundheit.

Kreuz- und Rückenschmerzen haben zumeist keine gefährliche Ursache – wir alle können zur Prävention und zur Behandlung von Kreuz- und Rückenschmerzen jedoch sehr viel beitragen. Bei anhaltenden oder spezifischen Beschwerden sollte ärztliche Hilfe und die an den Universitäten gelehrte State-of-the-Art-Medizin in Anspruch genommen werden.

DIVERSITÄTSASPEKTE

Das Geschlecht hat ebenso wie das Alter Einfluss auf Erkrankungen sowie auf die medizinische Behandlung, Forschung und Prävention. Unter dem Schlagwort der Diversität wird deshalb nachfolgend auf ausgewählte frauentypische Aspekte – u. a. auf den häufig mit Kreuzschmerz assoziierten Beckenschmerz – sowie auf Aspekte der Seniorität, also des höheren Alters, eingegangen.

AUSGEWÄHLTE FRAUENTYPISCHE ASPEKTE

SCHWANGERSCHAFT

Kreuz- und Rückenschmerzen sind ein häufiges Symptom während Schwangerschaften. Sie können bereits in der Frühschwangerschaft auftreten – deutlich häufiger und stärker werden sie allerdings ab der 24. Schwangerschaftswoche, denn in dieser Zeit nimmt die Schwangere deutlich an Gewicht und an Bauchumfang zu.

Kreuz- und Rückenschmerzen während der Schwangerschaft treten dann häufiger auf, wenn schon vor der Schwangerschaft eine Neigung dazu bestanden hat.

Diese schwangerschaftsbedingten Rückenschmerzen treten in erster Linie durch die hormonelle Umstellung und die damit verbundene Lockerung von Sehnen und Bändern im Kreuz- und Beckenbereich auf. Zusätzlich verlagert sich der Körperschwerpunkt der Schwangeren durch die Gewichtszunahme. Dies führt zu einer zunehmenden Hohlkreuzbildung.

Zumeist handelt es sich um starke und häufig auch ausstrahlende Kreuzschmerzen (betroffen sind der Beckenboden sowie das „Kreuz“ und die Lendenwirbelsäule). Dadurch fallen das Sitzen und das Aufstehen aus dem Sitz (z. B. von der Toilette) sowie das An- und Ausziehen und Tragen schwer. Zusätzlich können die Partnerschaftlichkeit und der Nachtschlaf entsprechend beeinträchtigt sein. Hier helfen häufig regelmäßige körperliche Bewegung und körperliches Training (siehe auch die Bewegungsempfehlungen, die hierzu explizit raten) sowie Schwangerschaftsgymnastik. Physikalische Maßnahmen wie die Transkutane Elektrische Nervenstimulation, Massagen, Wärme sowie Akupunktur können – richtig indiziert und appliziert – gerade in der Spätschwangerschaft ebenfalls Entlastung bringen.

FRAUEN LEIDEN ANDERS AN SCHMERZEN ALS MÄNNER

Frauen haben häufiger Schmerzen und entwickeln schneller ein Schmerzgedächtnis, d.h. sie neigen eher zur Chronifizierung von Schmerz, wobei u.a. funktionelle Unterschiede im Gehirn hinsichtlich der Schmerzverarbeitung (insbesondere die Rolle der Östrogene) bedeutsam zu sein scheinen. Es gibt Unterschiede in der Schmerzempfindlichkeit sowie im Schmerzerleben – letztlich können Frauen besser mit Schmerz umgehen. Auch Diagnostik und Therapie laufen bei Frauen anders – letztlich zu ihrem Nachteil – ab.

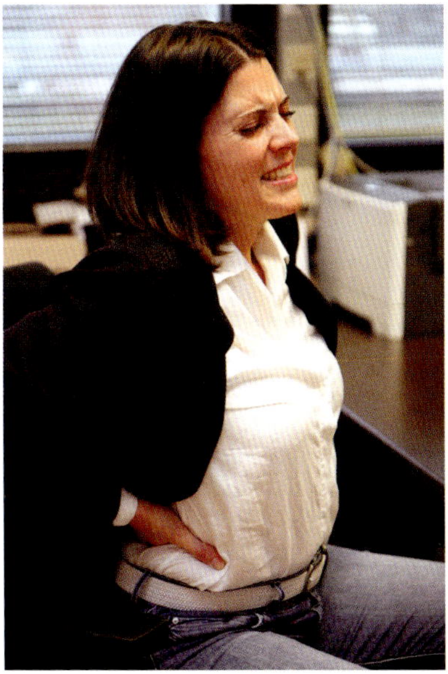

Abb. 37: Frauen leiden anders – sie haben häufiger Schmerzen und entwickeln schneller ein Schmerzgedächtnis.

Als Ursachen hierfür werden die unterschiedliche Sozialisierung, vor allem in westlichen Gesellschaften, und weitere psychosoziale Faktoren in der Schmerzentstehung angesehen. Wichtig sind in diesem Zusammenhang auch geschlechtsspezifische Unterschiede in der Arzt-Patient-Beziehung und -Kommunikation. Neben anatomischen Unterschieden sind Frauen – u.a. auch durch ihre Beanspruchung in meist mehreren Rollen und Funktionen – besonders dafür prädestiniert, an Stress zu leiden und Stressfolgen wie Rücken- und Kreuzschmerzen zu entwickeln.

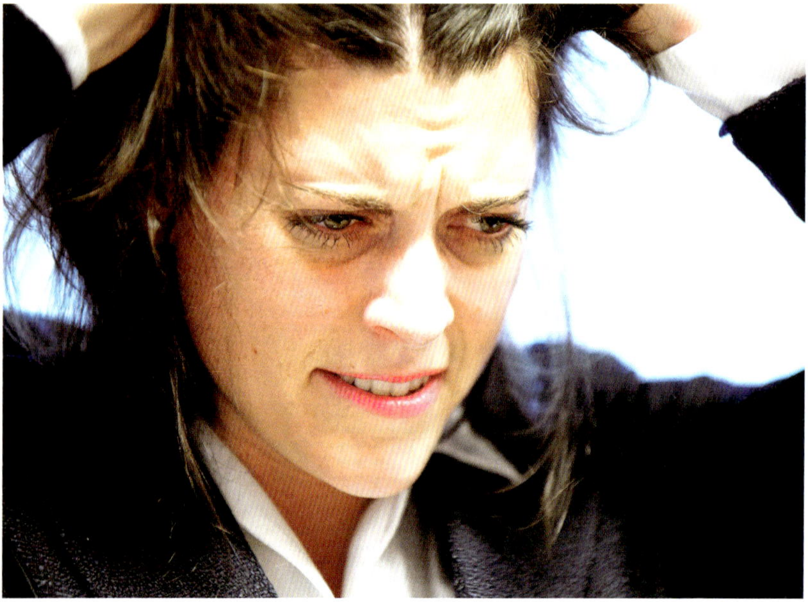

Abb. 38: Burn-out

Durch eine anhaltende, stressbedingte körperliche und seelische Anspannung mit Fehl- und Überbelastungen kommt es zwangsläufig zu Beanspruchungsfolgen wie Rückenproblemen und einem Überlastungssyndrom bis zum Ausbrennen – dem sogenannten Burn-out. Gerade Frauen sind von dieser Geißel unserer Zeit aufgrund ihrer häufig bestehenden Mehrfachbelastungen besonders bedroht. Hierzu gibt es spezialisierte frauenspezifische Angebote zur Regeneration, um Stressfolgen wie Depression und chronische Schmerzsyndrome wie Rücken- und Kreuzschmerzen zu vermeiden.

Therapeutische und präventive Konzepte (Regeneration, Therapie, Prävention) zum Rückenschmerz für Frauen sollen sich stets auf Basis der modernen Schulmedizin („State of the Art") bewegen und interdisziplinär und multiprofessionell konzipiert sein. Wichtig ist es, von der Diagnose bis zur Therapie individuell und auf die besonderen (psychosozialen und biologischen) Bedürfnisse von Frauen abgestimmt zu agieren.

Die wesentlichen Konzepte beinhalten regelmäßige körperliche Aktivität und Bewegung sowie weitere Behandlungsmethoden wie Wärme im Sinne physikalischer Reize und Reizserien, Pharmakotherapie (Analgetika, Co-Analgetika), psychosoziale Interventionen, diätologische Maßnahmen im Sinne der Ernährungstherapie sowie invasive (selten chirurgische) Interventionen. Die Therapieziele sind eine rasche und anhaltende Schmerzlinderung, Mobilisierung und Aktivierung mit Muskelaufbau sowie Optimierung des Schmerzverhaltens und Schmerzempfindens.

Auch eine stimmige Work-Life-Balance, also ein Einklang von Arbeitsleben und Privatleben, ist anzustreben. Viel hat hier mit Rollenerwartungen und beruflichen und sozialen Rollen zu tun.

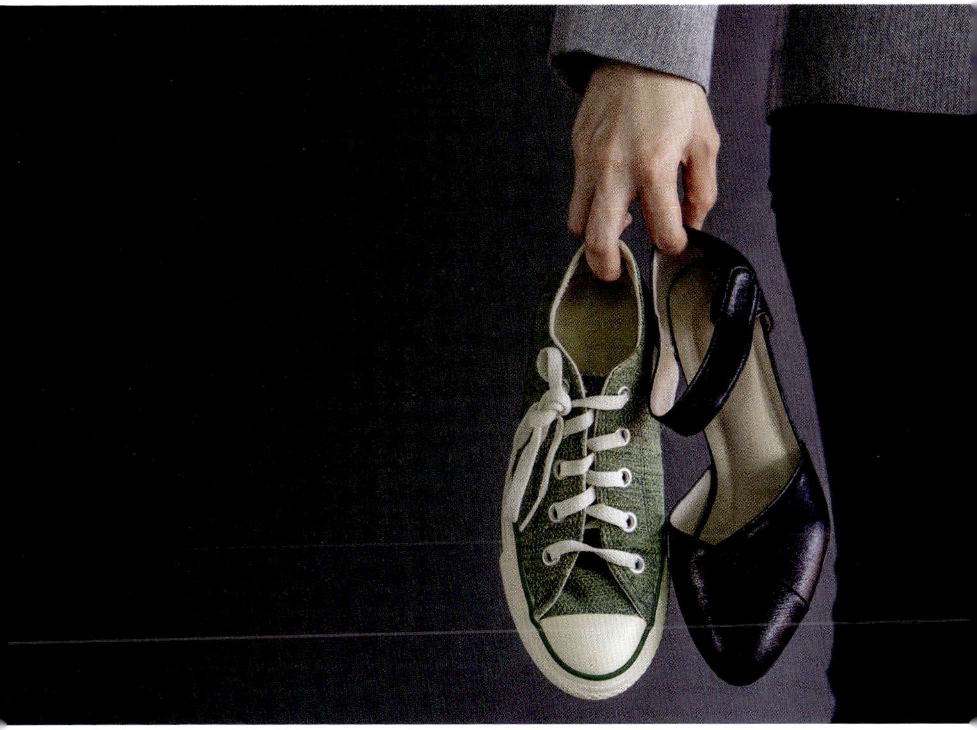

Abb. 39: Work-Life-Balance

Manche Frauen leiden unter dem **Prämenstruellen Syndrom (PMS)**, das sich einige Tage vor der Monatsblutung bemerkbar macht. Die Symptome und die Intensität der Beschwerden sind bei jeder Frau unterschiedlich. Sie reichen von Stimmungsschwankungen über Kopfschmerzen, unangenehmes Ziehen in den Brüsten, Müdigkeit, Appetitlosigkeit oder Heißhungerattacken, Unterbauchschmerzen, Übelkeit, vermehrte Wassereinlagerungen bis hin zu eben auch Rücken- und Kreuzschmerzen. Regelmäßige Bewegung lindert nachweislich Schmerzen im Wirbelsäulen- und Unterbauchbereich und reduziert die Müdigkeit. Entspannende Maßnahmen und Wärmeapplikationen können zusätzlich die Beschwerden verringern.

Ein **vergrößerter Brustumfang** kann zu Schmerzen im Rücken führen. Durch das vermehrte Brustgewicht verlagert sich der Körperschwerpunkt nach vorne, die Rückenmuskulatur muss fallverhindernd arbeiten und es kommt zu einer Überbelastung der genannten Strukturen. Patientinnen, die eine Brustvergrößerung in Erwägung ziehen, sollten sich unbedingt auch über die muskulären Folgen eines solchen Eingriffs im Klaren sein – ab dem Operationseingriff muss regelmäßiges gezieltes Rückentraining durchgeführt werden!

Rückenschmerzen infolge eines **hypertonen, zu stark angespannten Beckenbodens (Chronic Pelvic Pain Syndrom)** betreffen meist Menschen in Führungspositionen, die einer erhöhten psychischen Druckbelastung ausgesetzt sind. Bei einer zu stark angespannten Beckenbodenmuskulatur kann es nicht nur zu Schmerzen im Rücken- und Hüftbereich, sondern auch zu Störungen beim Wasserlassen, bis hin zur sexuellen Dysfunktion kommen. Neben warmen Sitzbädern sollten u.a. entspannende Maßnahmen erlernt werden, um den Muskeltonus zu senken. Stoßwellentherapie zeigt nachweislich gute Erfolge beim Chronic Pelvic Pain Syndrom.

Auch eine **hypotone, zu schwache Beckenbodenmuskulatur** kann nicht nur zu Harninkontinenz, sondern auch zu Schmerzen im Lendenwirbelsäulenbereich führen. Dabei ist die tiefe stabilisierende Muskulatur zu schwach, folglich trifft die Belastung auf die große Muskulatur, die jedoch nicht für statische Haltearbeit konzipiert ist. Es kommt zu Schmerzen im muskulären Bereich mit Reizungen der Muskel- und Sehnenansätze. Dies kann nach Geburten oder bei Bindegewebsschwäche in zunehmendem Alter auftreten. Ziel ist es, die Beckenbodenmuskulatur mittels ausgewählter Übungen zu stabilisieren und zu stärken, um die Lebensqualität der Betroffenen positiv zu beeinflussen.

CHRONISCHER BECKENSCHMERZ (CHRONIC PELVIC PAIN)

Beckenschmerzen werden in den Strukturen und Organen des Beckens wahrgenommen und können akut oder chronisch auftreten. Der chronische Beckenschmerz kann unterteilt werden in Erkrankungen mit einer bekannten, genau definierten Ursache und in Syndrome ohne offensichtliche Grunderkrankung, die unter dem Begriff **„chronisches Beckenschmerzsyndrom" (CBSS)** zusammengefasst werden. Die Europäische Vereinigung für Urologie (EAU) definiert CBSS als einen über mindestens sechs Monate anhaltenden oder wiederkehrenden Beckenschmerz ohne nachgewiesene Infektion oder andere offensichtliche krankhafte Veränderungen. Häufig geht das chronische Beckenschmerzsyndrom mit Funktionsstörungen der unteren Harnwege, des Darms, des Beckenbodens oder auch mit sexuellen oder gynäkologischen Funktionsstörungen einher. Die chronischen Schmerzen sind oft auch mit einer erhöhten psychischen bzw. emotionalen Belastung verbunden. Chronische Beckenschmerzen sind häufig und haben eine weltweite Prävalenz (Häufigkeit) zwischen 2,1 und 26,6% für zyklusunabhängige Schmerzen bei Frauen und 2,2 bis 9,7% bei Männern. Bis zu 85% der Frauen mit chronischem Beckenschmerz haben eine Funktionsstörung des Bewegungsapparates (mit Kreuz- und Rückenschmerz), wozu auch Verspannungen des Beckenbodens zählen.

Beckenschmerz (Pelvic pain) bleibt oft lange unerkannt bzw. nicht diagnostiziert und ist sehr häufig mit Rücken- und Kreuzschmerz assoziiert.

Der myofasziale Beckenschmerz ist eine häufige und wichtige Komponente des chronischen Beckenschmerzes. Myofaszialer Schmerz wird durch eine Funktionsstörung der Muskulatur ausgelöst. Beim Beckenboden liegt bei chronischem Beckenschmerz oft eine Überaktivität der Muskulatur, also eine hypertone Funktionsstörung, vor. Myofaszialer Schmerz kann den Beckenschmerz allein verursachen oder zum Beckenschmerz beitragen. Eine Überaktivität im Bereich der Beckenbodenmuskulatur führt im zentralen Nervensystem zu einer Sensibilisierung. Damit spielt beim chronischen Beckenschmerz neben psychologischen Faktoren auch eine zentrale Sensibilisierung eine wichtige Rolle in der Schmerzwahrnehmung.

Das myofasziale Beckenschmerzsyndrom (MPPS) ist ein chronisches Beckenschmerzsyndrom, das durch eine verspannte, verkürzte, empfindliche Beckenbodenmuskulatur charakterisiert ist, die schmerzhafte, tastbare Knötchen („Triggerpunkte") aufweist. Triggerpunkte sind knötchenförmige Muskelareale mit maximaler Muskelanspannung. Obwohl sie nur einen sehr kleinen Teil des Muskels ausmachen, führen sie dazu, dass sich der gesamte – eigentlich gesunde – Muskel verspannt und längerfristig verkürzt. Man vermutet, dass Triggerpunkte als Reaktion auf einen akuten oder chronischen körperlichen oder psychosozialen Stress oder ein Trauma auftreten. Triggerpunkte im Beckenboden oder in der benachbarten Muskulatur (wie Bauchmuskeln, Gesäßmuskeln, Hüftbeuger) verursachen Schmerzen, die benachbarte Areale (unterer Rücken, Hüfte und Bauchmuskulatur) beeinflussen. Der Schmerz kann lokal im Bereich des Beckenbodens, aber auch genital, im Bereich der Sitzbeinhöcker, im Bauchbereich oder an weiter entfernten Körperstellen wahrgenommen werden. Wenn Triggerpunkte berührt werden oder sich der Muskel wiederholt kontrahiert, kann dadurch der bekannte Schmerz ausgelöst werden. Das ist bei der körperlichen Untersuchung der Fall, kann aber auch beim Geschlechtsverkehr, Wasserlassen oder der Defäkation (Stuhl absetzen) Schmerzen bereiten. Eine Muskeldehnung verursacht ebenfalls Schmerzen, deshalb können Bewegungen, bei denen die Muskulatur gedehnt wird, die Schmerzen verschlimmern und andere Positionen die Beschwerden bessern.

Bei Menschen mit chronischem Beckenschmerz ist das empathische ärztliche Gespräch (die Anamnese) wichtig, um die Krankengeschichte, die vorliegenden Symptome, mögliche stressassoziierte Begleiterkrankungen und die Funktion der Beckenorgane (Blase, Darm, Sexualität) zu erfragen. Eine gestörte Funktion von zwei oder mehreren Organen, z. B. Probleme beim Wasserlassen und der Defäkation, verstärkt den Verdacht auf eine Beckenbodendysfunktion.

Es gibt keinen akzeptierten Standard für die Diagnose von myofaszialen Triggerpunkten. Eine vaginale und/oder rektale manuelle Untersuchung kann die Funktion des Beckenbodens zufriedenstellend untersuchen und schmerzhafte Triggerpunkte auffinden. Ultraschall ist eine mögliche Alternative. Ergänzend ist eine Untersuchung durch Fachärzte unterschiedlicher Disziplinen angezeigt, um organische Grunderkrankungen auszuschließen. Je nach Anamnese kann auch eine psychologische Abklärung angezeigt sein.

Abhängig von der Art des Beckenschmerzes (je nach vorrangig beteiligtem Organ) gibt es verschiedene nicht-operative Behandlungsansätze, die Medikamente, Bewegungstherapie bzw. Physiotherapie, psychologische, kognitive und Verhaltenstherapie umfassen. Die Behandlung des chronischen Beckenschmerzsyndroms beruht auf dem biopsychosozialen Modell, also einem ganzheitlichen Ansatz, das den Patienten aktiv in die Behandlung einbezieht.

Das myofasziale Beckenschmerzsyndrom kann einen chronischen Verlauf mit wiederkehrenden Verschlechterungen (z. B. im Zusammenhang mit Stressbelastung oder Infektionen) nehmen und eine langfristige Behandlung notwendig machen. Besonders bei myofaszialen Beckenschmerzen sind ein interdisziplinäres und multiprofessionelles Behandlungsteam, das aus verschiedenen Berufsgruppen besteht, und eine Therapie mit verschiedenen Behandlungsmethoden, die individuell auf den Patienten abgestimmt werden, erforderlich. Die Behandlung besteht oft aus Beckenbodentraining und Physiotherapie, medikamentöser Therapie und psychologischer Beratung. Ziel ist es, schmerzauslösende Reize zu reduzieren, auslösende Faktoren zu erkennen und zu vermeiden und akute Schübe von Schmerzen zu reduzieren und zu mildern. Eine frühzeitig begonnene Therapie kann in manchen Fällen eine Chronifizierung der Schmerzen verhindern. Die Interventionen, von denen Patienten mit chronischem Schmerzsyndrom (über sechs Monate bestehend) profitieren, sind jenen ähnlich, die auch am Beginn des Krankheitsverlaufs eingesetzt werden. Nachfolgend wird näher auf einzelne Therapien eingegangen.

Beim Beckenschmerz (Pelvic pain) kann ein Gespräch über die Ursachen des Schmerzes und das Ansprechen möglicher Ängste des Patienten vor einer unerkannten Erkrankung hilfreich sein und den Behandlungserfolg unterstützen. Die Patienten sollten verstehen, dass das myofasziale Schmerzsyndrom einen chronischen Verlauf mit wiederkehrenden Schüben nehmen kann und einer langfristigen Therapie bedarf. Außerdem ist etwas Geduld von Seiten des Patienten notwendig, um individuell die Therapieform zu finden, die am besten wirkt. Verschiedene Methoden der Bewegungstherapie können angewandt werden, um die Funktionsstörung des Beckenbodens und die myofasziale Schmerzkomponente bei chronischem Beckenschmerzsyndrom zu behandeln.

Bei myofaszialem Beckenschmerz sollten nur Therapeuten, die mit dem Krankheitsbild erfahren sind, die Überaktivität des Beckenbodens und die myofaszialen Triggerpunkte mitbehandeln. Hier werden dem Patienten auch Techniken vermittelt, um die Muskulatur zu entspannen, wenn der Schmerz beginnt, um den Teufelskreis Schmerz – Verspannung zu unterbrechen. Bei verkürzten Muskeln sind Dehnungsübungen wichtig, um die Muskellänge und Muskelfunktion wiederherzustellen. Wahrnehmungsübungen und Entspannungsübungen für den Beckenboden helfen, die Beckenbodenfunktion besser zu kontrollieren und Verspannungen langfristig zu reduzieren. Atemübungen fördern die Bauchatmung, was hilft, die Überaktivierung der Beckenbodenmuskulatur zu reduzieren und das unwillkürliche Nervensystem zu harmonisieren. Manuelle Techniken zur Mobilisierung der Faszien (sogenannte Myofascial-Release-Techniken) sind ebenfalls angezeigt. Vorsichtig können kräftigende Übungen für den Beckenboden eingesetzt werden (vorsichtig, da dies die Beschwerden verschlimmern kann). Da muskuläre Verspannungen nie allein auf den Beckenboden beschränkt sind, sondern sehr oft gleichzeitig weitere muskuläre Probleme – z. B. im Bereich der Wirbelsäule, der Nacken-Schulterregion und der Kaumuskeln (Zähneknirschen bei hoher Stressbelastung) – bestehen, gilt es die beteiligten Regionen mitzubehandeln.

Biofeedback ist eine Behandlungsmethode, die u. a. auf dem Prinzip der operanten Konditionierung beruht. Mittels technischer Hilfsmittel werden z. B. der Spannungszustand, d. h. die Muskelaktivität der Beckenbodenmuskulatur, Druckwerte im Bereich von Enddarm und Schließmuskel oder biologische Funktionen wie Atmung, Hauttemperatur oder Hautwiderstand aufgezeichnet und dem Patienten, z. B. über bildliche Darstellung oder akustische Signale, rückgemeldet. Dadurch kann die bewusste Kontrolle über physiologische Prozesse, die normalerweise unbewusst ablaufen und sich der bewussten Beeinflussung entziehen, erlernt werden. Biofeedback verbessert beim myofaszialen Syndrom den Therapieerfolg und hilft, die Wahrnehmung und Kontrolle des Beckenbodens zu verbessern. Es sollte, sofern verfügbar, unterstützend zur Physiotherapie eingesetzt werden, besonders bei Krankheitsbildern des chronischen Beckenschmerzsyndroms, für die in Studien bereits eine gute Wirksamkeit gezeigt werden konnte (z. B. chronischer analer Schmerz aufgrund einer Beckenbodenüberaktivität). Biofeedback kann auch zur allgemeinen Entspannung bei einer hohen Stresskomponente und chronischen Schmerzen wirksam eingesetzt werden.

Wichtig für den Behandlungserfolg ist eine regelmäßige Fortführung der erlernten Übungen als Heimübungsprogramm. Ziel ist, dass die Patienten mit den erlernten Übungen ihre Symptome längerfristig kontrollieren können.

Eine Triggerpunktbehandlung kann durch manuelle Behandlung, Dry Needling (= Trockennadelung) oder Wet Needling erfolgen. Die manuelle Therapie sucht mit dem Finger (über den vaginalen oder rektalen Zugang) verspannte Muskelareale auf, dehnt die betroffenen Muskeln und löst die Triggerpunkte durch anhaltenden Druck. Sie setzt damit punktgenau dort an, wo der Schmerz entsteht. Bei erfolgreicher Behandlung kommt es zu einem Nachlassen der Spannung, Verkürzung und Druckempfindlichkeit der Muskulatur. Allerdings ist der Effekt oft nicht lange anhaltend. Bei der Trockennadelung kann bei einzelnen, stark verhärteten Muskeln durch Einstechen einer Nadel (z. B. einer Akupunkturnadel) der Muskelhartspann gelöst werden. Beim Wet Needling werden Triggerpunkte nach dem Anstechen zusätzlich mit einem Medikament, in der Regel einem Lokalanästhetikum, behandelt. Das Lokalanästhetikum führt zu einer raschen Schmerzreduktion und fördert zusätzlich die lokale Durchblutung. Es gibt zu diesen drei Anwendungen nur geringe Evidenz. Den bisherigen kleineren Studien zufolge konnte noch keine Überlegenheit einer Technik gegenüber den anderen gezeigt werden.

Weitere physikalische Modalitäten, die Einsatz finden können und zu denen in Studien erfolgversprechende Daten vorliegen, sind die Magnetfeldtherapie, lokale Wärme mittels Mikrowellen-Hochfrequenzelektrotherapie, Akupunktur, Stoßwellentherapie und TENS (Transkutane Elektrische Nervenstimulation).

Psychologische Interventionen und gegebenenfalls eine Psychotherapie, beispielsweise eine kognitive Verhaltenstherapie, zielen auf eine Schmerzreduktion, eine Unterstützung in der Schmerzbewältigung und eine Verbesserung der Stimmung und der Funktion ab. Eine Betreuung durch einen Psychologen, Psychiater bzw. Psychotherapeuten ist besonders bei begleitenden Symptomen wie Depression, Angststörung, Schlafstörungen oder bei einer posttraumatischen Belastungssituation sinnvoll.

Bei Schmerzen und Problemen beim Geschlechtsverkehr ist eine Sexualberatung hilfreich.

Auch Entspannungsverfahren und eine Unterstützung im Umgang mit Stress sind vor allem bei chronischen Beschwerden eine wichtige Maßnahme.

Weitere Fachärzte, etwa für Orthopädie oder Physikalische Medizin, können bei Bedarf hinzugezogen werden.

Ein gesunder Lebensstil mit ausreichend Schlaf, gesunder Ernährung und einem ausgewogenen Verhältnis zwischen Aktivität und Entspannung ist generell für den Krankheitsverlauf förderlich. Daten, die eine deutliche Schmerzreduktion allein durch Ernährungsumstellung beschreiben, liegen zwar nicht vor, dennoch kann eine diätologische Beratung erwogen werden.

Medikamente werden besonders in der Anfangsphase bis zur Stabilisierung der Symptome eingesetzt. Beim myofaszialen Schmerzsyndrom können beispielsweise Gabapentin, trizyklische Antidepressiva und Muskelrelaxantien verwendet werden. Botulinumtoxinpräparate können in Fällen von behandlungsresistentem myofaszialen Beckenschmerz in Frage kommen.

AUSGEWÄHLTE ASPEKTE DES ÄLTEREN MENSCHEN UND DER GERIATRIE

Auch im Alter sind Kreuz- und Rückenschmerzen nicht selten. Diese sind bei geriatrischen ebenso wie bei jüngeren Patienten zu diagnostizieren und einer adäquaten Therapie zuzuführen. Ein gewisses Maß an degenerativen Veränderungen im Alter – durch „Abnutzung und Verschleiß" – ist zwar sozusagen „normal", es müssen aber solche Veränderungen, die zu weitergehenden Beschwerden und Komplikationen führen können, einer möglichst raschen Diagnostik und Therapie zugeführt werden, damit der geriatrische Patient schnell wieder in sein normales, schmerzfreies Leben zurückfinden kann.

Die Geriatrie ist jenes medizinische Fachgebiet, das sich mit den körperlichen, geistigen, funktionalen und sozialen Aspekten in der Versorgung von akuten und chronischen Krankheiten, der Rehabilitation und Prävention alter Patienten (ab 65+) sowie deren spezieller Situation am Lebensende befasst.

Wichtig ist auch der Ausschluss sogenannter „Red Flags", also potenziell gefährlicher, spezifischer Schmerzursachen, die im Alter häufiger werden. Typisch für das höhere Alter sind beispielsweise die Facettengelenkarthrose und osteochondrotische Veränderungen (die durch jahrzehntelange Abnutzung erfolgt sind) mit Reizungen der Nervenwurzeln. Senioren fühlen sich durch Kreuz- und Rückenschmerzen in der Bewältigung ihres Alltags schneller und stärker beeinträchtigt, haben also einen ernstzunehmenden Leidensdruck.

Der ältere Patient geht zudem schneller zum Arzt, weil er den Rückenschmerz als starke Einschränkung seines täglichen Lebens empfindet und seine gewohnte Teilhabe und Selbstbestimmtheit möglichst rasch wiedererlangen will. Dem ist von ärztlicher und therapeutischer Seite hinsichtlich Diagnostik, Therapie, Verständnis und Empathie adäquat zu begegnen.

ZUSAMMENFASSUNG

Kreuz- und Rückenschmerzen kommen während Schwangerschaften, insbesondere gegen Ende, häufig vor. Frauen leiden häufiger an Schmerzen und entwickeln dabei schneller ein Schmerzgedächtnis, was dazu führt, dass sie eher zur Chronifizierung von Schmerz neigen – Frauen leiden also anders als Männer. Frauen sind auch häufig unterdiagnostiziert und bleiben damit untertherapiert. Auch Beckenschmerz bzw. Pelvic pain bleibt oft lange unerkannt und nicht diagnostiziert. Beckenschmerz ist sehr häufig mit Rücken- und Kreuzschmerz assoziiert. Therapeutische und präventive Konzepte zur Regeneration, Therapie und Prävention von Kreuz- und Rückenschmerzen für Frauen sollen sich auf Basis der modernen State-of-the-Art-Medizin bewegen, wobei von der Diagnose bis zur Therapie individuell auf die besonderen, geschlechtsspezifischen Bedürfnisse von Frauen einzugehen ist.

Ältere Menschen mit Rückenschmerzen suchen schneller ärztliche Hilfe auf, da sie Kreuz- und Rückenschmerzen als besonders starke Einschränkung empfinden. Darauf und auf die besonderen Gegebenheiten beim geriatrischen Patienten ist von ärztlicher und therapeutischer Seite hinsichtlich Diagnostik, Therapie, Verständnis und Empathie gezielt einzugehen.

QUIZ UND TIPPS

WUSSTEN SIE, DASS ...?

... Kreuz- und Rückenschmerzen die zweithäufigste Ursache für Krankenstandstage sind?
Laut Statistik Austria blieben Österreicherinnen und Österreich im Jahr 2019 mit Erkrankungen des Muskel-Skelett-Systems ca. 16 Tage im Krankenstand.

... der Mensch abends 2 cm kleiner ist als morgens?
Im Laufe des Tages dehydrieren die Bandscheiben durch Belastung, verlieren somit Flüssigkeit und Volumen, tagsüber schrumpft man. Während des Schlafens nehmen die Bandscheiben wieder an Volumen zu.

... eine Bildgebung häufig nicht die Ursache von Rückenschmerzen aufdeckt?
Oft zeigt die bildgebende Diagnostik Veränderungen am Stützapparat, z. B. eine Abnützung, die mit den eigentlichen Schmerzen allerdings nichts zu tun haben. Solche Befunde sind nämlich auch bei Menschen ohne Rückenschmerzen häufig zu finden.

... Bewegung beim Lernen und geistigen Arbeiten hilft?
Wissenschaftliche Studien zeigen, dass körperliche Aktivität einen positiven Effekt auf unsere Gehirnfunktion ausübt. Das Gehirn wird u. a. gefordert, besser durchblutet und mit mehr Sauerstoff versorgt. Wer sich vor oder nach einer Lerneinheit körperlich betätigt, ist aufnahmefähiger.

… dass Älterwerden keine eindeutige Ursache für Rückenschmerzen darstellt?
Derzeitige Forschungen bestätigen keinen Zusammenhang zwischen Rückenschmerzen und dem Älterwerden. Evidenzbasierte Behandlungen können in jedem Alter helfen.

… Bewegung eine der effektivsten Maßnahmen in der Therapie von Rückenschmerzen ist?
Wenn man Schmerzen bei bestimmten Bewegungen hat, heißt das nicht unbedingt, dass Bewegung schadet. Gerade bei chronischen Rückenschmerzen ist die umgebende Muskulatur der Wirbelsäule oft sehr empfindlich. Schmerz während Bewegung spiegelt meist nur das Empfinden wider, nicht etwa das Ausmaß einer etwaigen Schädigung. Bewegung ist wichtig, wirkt präventiv, therapeutisch und rehabilitativ – die Dosis macht das Gift!

TIPPS

- Kreuz- und Rückenschmerzen sind die zweithäufigste Ursache für Krankenstandstage und Arbeitsausfall und damit nicht nur ein individuelles medizinisches, sondern auch ein höchst relevantes sozioökonomisches Problem, das unser Gesundheits- und Sozialsystem belastet. Kreuz- und Rückenschmerzen haben dabei zumeist keine gefährliche Ursache – Sie selbst können jedoch zur Prävention und zur Behandlung sehr viel beitragen!

- Seien Sie regelmäßig und ganzjährig körperlich aktiv und treiben Sie Sport.

- Achten Sie auf eine adäquate Pausengestaltung und Regeneration.

- Trainieren Sie auch Ihren Rücken, Ihren Bauch und Beckenboden.

- Achten Sie auf Ihre Haltung und Atmung.

- Heben, tragen, ziehen und schieben Sie richtig.

- Lernen Sie loszulassen.

- Reduzieren Sie Ihren beruflichen und privaten Distress. Wenn das nicht immer möglich ist, eignen Sie sich wirksame Stressmanagement-Skills an.
- Vermeiden Sie negative Gedanken und Gefühle. Denken Sie positiv.
- Vermeiden Sie Perfektionismus.
- Lernen Sie „Nein“ zu sagen und zu priorisieren.
- Achten Sie auf eine ausgewogene Work-Life-Balance.
- Nehmen Sie sich öfter Zeit für sich und lassen Sie es sich ganz einfach gut gehen.
- Verwenden Sie am Arbeitsplatz und in der Freizeit ergonomische Möbel (Stühle, Tische etc.) und achten Sie auf adäquate Beleuchtung und Raumklima.
- Sitzen Sie – auch am Arbeitsplatz – „dynamisch“.
- Achten Sie auf eine gute Schlafhygiene und schlafen Sie auf einer für Sie passenden Matratze.
- Ernähren Sie sich gesund und vernünftig.
- Reduzieren Sie (und halten Sie dann) Ihr Gewicht.
- Besuchen Sie bei Bedarf eine Rückengruppe oder Rückenschule.
- Nehmen Sie beim Auftreten von Kreuz- und Rückenschmerzen frühzeitig konservative, physikalische Maßnahmen wie Wärme, Massagen etc. in Anspruch – und bleiben Sie in Bewegung.
- Nehmen Sie bei anhaltenden oder spezifischen Beschwerden ärztliche Hilfe in Anspruch – verlassen Sie dabei bitte niemals den Weg der an den Universitäten gelehrten State-of-the-Art-Medizin.

LITERATURANGABEN

AAMP (Hrsg.). Basiswissen Arbeitsmedizin: Handbuch für die Ausbildung. Facultas 2021

ACSM's Guidelines for Exercise Testing and Prescription – 10th edition. Philadelphia: Wolters Kluwer; 2018

Allgemeine Unfallsversicherungsanstalt, www.auva.at (abgerufen am 13.12.2021)

Balchin R, Linde J, Blackhurst D, Rauch HL, Schönbächler G. Sweating away depression? The impact of intensive exercise on depression. J Affect Disord [Internet]. 2016 Aug;200:218–21. https://linkinghub.elsevier.com/retrieve/pii/S0165032716300854

Baumgartner N. Effekt von Beckenbodentraining und tiefem Bauchmuskeltraining auf Low Back Pain; 6005 Luzern, S07-165-020, Institut für Physiotherapie, Studienjahr 2007, Einreichung 2010

Boyle R, Hay-Smith EJC, Cody JD, Mørkved S. Pelvic floor muscle training for prevention and treatment of urinary and faecal incontinence in antenatal and postnatal women. Cochrane Database of Systematic Reviews 2012, Issue 10. Art. No.: CD007471. DOI: 10.1002/14651858.CD007471.pub2. Accessed 12 January 2021

Bochdansky T, Ammer K, Ebenbichler G (Hrsg.). Bewegung – Gesundheit – Medizin: Wie Bewegen Gesundsein beeinflusst. Elsevier 2021

Bruehl S, Burns JW, Koltyn K, Gupta R, Buvanendran A, Edwards D, et al. Are endogenous opioid mechanisms involved in the effects of aerobic exercise training on chronic low back pain? A randomized controlled trial. Pain [Internet]. 2020 Dec;161(12):2887–97. https://journals.lww.com/10.1097/j.pain.0000000000001969

Buchbinder R, Underwood M. Prognosis in people with back pain. CMAJ. 2012 Aug 7;184(11):1229-30. doi: 10.1503/cmaj.120627. Epub 2012 May 14. PMID: 22586338; PMCID: PMC3414592

Crevenna R. Gesund Bleiben. 1. Auflage. Manz 2020

Crevenna R. Physikalische Medizin und Rehabilitation: Ein Kurzlehrbuch. 1. Auflage. Facultas 2018

Crevenna R (Hrsg). Kompendium Physikalische Medizin und Rehabilitation: Diagnostische und therapeutische Konzepte. 4. Auflage. Springer 2016

Crevenna R. Biofeedback: Basics und Anwendungen. Maudrich 2010

Crevenna R, Mickel M, Schuhfried O, et al. Focused Extracorporeal Shockwave Therapy in Physical Medicine and Rehabilitation. Curr Phys Med Rehabil Rep 9, 1–10 (2021). https://doi.org/10.1007/s40141-020-00306-z

Crevenna R, Kainz A, Grössinger M, Von Gimborn G, Tilscher H, Bachl N. Behandlung des Bewegungsapparats. In: Frass M., Krenner L. (Hrsg.) Integrative Medizin. Springer 2019. https://doi.org/10.1007/978-3-662-48879-9_16

Dario AB, Ferreira ML, Refshauge K, Sánchez-Romera JF, Luque-Suarez A, Hopper JL, et al. Are obesity and body fat distribution associated with low back pain in women? A population-based study of 1128 Spanish twins. Eur Spine J [Internet]. 2016 Apr 18;25(4):1188–95. http://link.springer.com/10.1007/s00586-015-4055-2

Deutsche Gesetzliche Unfallversicherung, www.dguv.de (abgerufen am 13.12.2021)

Deutsches Ärzteblatt, https://www.aerzteblatt.de/archiv/175568/Akuter-lumbaler-Rueckenschmerz (abgerufen am 13.12.2021)

Engeler D et al. EAU Guidelines on Chronic Pelvic Pain 2019. [Online]. Internet: https://uroweb.org/wp-content/uploads/EAU-Guidelines-on-Chronic-Pelvic-Pain-2019.pdf (abgerufen am 13.12.2021)

familienplanung.de – Ein Informationsangebot der Bundeszentrale für gesundheitliche Aufklärung. https://www.familienplanung.de/schwangerschaft/beckenboden/aufgaben/ (abgerufen am 13.12.2021)

Fonds gesundes Österreich, https://fgoe.org/sites/fgoe.org/files/2020-08/WB_17_bewegungsempfehlungen_bfrei.pdf (abgerufen am 13.12.2021)

Goossens N, Rummens S, Janssens L, Caeyenberghs K, Brumagne S (2018) Association Between Sensorimotor Impairments and Functional Brain Changes in Patients With Low Back Pain: A Critical Review. Am J Phys Med Rehabil 97:200–211

Hasenbring MI, Hallner D, Rusu AC. Fear-avoidance- and endurance-related responses to pain: Development and validation of the Avoidance-Endurance Questionnaire (AEQ). Eur J Pain [Internet]. 2009 Jul;13(6):620–8. http://doi.wiley.com/10.1016/j.ejpain.2008.11.001

Heneweer H, Vanhees L, Picavet SJH. Physical activity and low back pain: A U-shaped relation? Pain [Internet]. 2009 May;143(1):21–5. https://journals.lww.com/00006396-200905000-00006

ISMST – The International Society for Medical Shockwave Treatment, https://www.shockwavetherapy.org/fileadmin/user_upload/dokumente/PDFs/Formulare/ISMST_consensus_statement_on_indications_and_contraindications_20161012_final.pdf (abgerufen am 13.12.2021)

Khan AN, Jacobsen HE, Khan J, Filippi CG, Levine M, Lehman RA, et al. Inflammatory biomarkers of low back pain and disc degeneration: a review. Ann N Y Acad Sci [Internet]. 2017 Dec;1410(1):68–84. http://doi.wiley.com/10.1111/nyas.13551

Kluge A. Arbeits- und Organisationspsychologie. Kohlhammer 2021

Laycock J, Haslam J. Therapeutic Management of Incontinence and Pelvic Pain. Springer 2002

Leitlinie und Kurzversion Leitlinie „Unspezifischer Rückenschmerz 2018“ https://www.sozialministerium.at/Themen/Gesundheit/Gesundheitssystem/Gesundheitssystem-und-Qualitaetssicherung/Qualitaetsstandards/Leitlinie-Kreuzschmerz-2018.html (abgerufen am 13.12.2021)

Maher C, Underwood M, Buchbinder R (2017) Non-specific low back pain. Lancet 389:736–747

Moynihan L K, Elkadry E. Treatment of myofascial pelvic pain syndrome in women. UpToDate, last updated March 2019

Mueller J, Niederer D (2020) Dose-response-relationship of stabilisation exercises in patients with chronic non-specific low back pain: a systematic review with meta-regression. Sci Rep 10:16921

Niederer D, Engel T, Vogt L, et al (2020) Motor Control Stabilisation Exercise for Patients with Non-Specific Low Back Pain: A Prospective Meta-Analysis with Multilevel Meta-Regressions on Intervention Effects. J Clin Med 9:3058

Österreichische Gesellschaft für Ernährung, www.oege.at (abgerufen am 13.12.2021)

https://oshwiki.eu/wiki/Managing_low_back_conditions_and_low_back_pain (abgerufen am 13.12.2021)

https://oshwiki.eu/wiki/Psychosocial_risk_factors_for_musculoskeletal_disorders_(MSDs)_(abgerufen am 13.12.2021)

O’Sullivan P (2005) Diagnosis and classification of chronic low back pain disorders: Maladaptive movement and motor control impairments as underlying mechanism. Man Ther 10:242–255

O’Sullivan PB, Caneiro JP, O’Sullivan K, Lin I, Bunzli S, Wernli K, O’Keeffe M. Back to basics: 10 facts every person should know about back pain. Br J Sports Med. 2020 Jun;54(12):698-699. doi: 10.1136/bjsports-2019-101611. Epub 2019 Dec 31. PMID: 31892534

Pedersen BK. Anti-inflammatory effects of exercise: role in diabetes and cardiovascular disease. Eur J Clin Invest [Internet]. 2017 Aug;47(8):600–11. http://doi.wiley.com/10.1111/eci.12781

Pinheiro MB, Ferreira ML, Refshauge K, Maher CG, Ordoñana JR, Andrade TB, et al. Symptoms of depression as a prognostic factor for low back pain: a systematic review. Spine J [Internet]. 2016 Jan;16(1):105–16. https://linkinghub.elsevier.com/retrieve/pii/S1529943015016228

Qualitätsstandards unspezifischer Rückenschmerz, Bundesministerium für Soziales, Gesundheit, Pflege und Konsumentenschutz, https://www.sozialministerium.at/Themen/Gesundheit/Gesundheitssystem/Gesundheitssystem-und-Qualitaetssicherung/Qualitaetsstandards/Qualitaetsstandard-Unspezifischer-Rueckenschmerz.html (abgerufen am 13.12.2021)

Riedl B, Peter W. Basiswissen Allgemeinmedizin, https://doi.org/10.1007/978-3-662-60324-6, Springer Verlag Deutschland

Saragiotto BT, Maher CG, Yamato TP, Costa LOP, Costa LCM, Ostelo RWJG, Macedo LG (2016) Motor Control Exercise for Nonspecific Low Back Pain: A Cochrane Review. Spine (Phila Pa 1976) 41:1284–95

Scherr J. Bewegung und Erkrankungen des Immunsystems. In: Banzer W. (Hrsg.) Körperliche Aktivität und Gesundheit. Springer 2017. https://doi.org/10.1007/978-3-662-50335-5_17

Smeets RJEM, Wittink H, Hidding A, Knottnerus JA. Do Patients With Chronic Low Back Pain Have a Lower Level of Aerobic Fitness Than Healthy Controls? Spine (Phila Pa 1976) [Internet]. 2006 Jan;31(1):90–7. http://journals.lww.com/00007632-200601010-00020

Stueckle CA, Talarczyk S, Stueckle KF, Beisenherz C, Haage P. Rückenschmerz: ein Phänomen des Alters? Degenerative Veränderungen an der Wirbelsäule gelten mit zunehmendem Alter als normal. Aber wie ist dieses „Normal" im Alter definiert, führt es zwangsweise zu mehr Beschwerden und einer relevanten Einschränkung der Lebensqualität? [Back pain: a phenomenon of age? Degenerative alterations of the spine are normal with increasing age. But how is this “normal” in old age defined, does it compulsorily lead to more complaints and a relevant impairment of the quality of life?]. Z Gerontol Geriatr. 2021 Jun 11. German. doi: 10.1007/s00391-021-01912-9. Epub ahead of print. PMID: 34115173

Tendzegolskis Z, Viru A, Orlova E. Exercise-Induced Changes of Endorphin Contents in Hypothalamus, Hypophysis, Adrenals and Blood Plasma. Int J Sports Med [Internet]. 1991 Oct 14;12(05):495–7. http://www.thieme-connect.de/DOI/DOI?10.1055/s-2007-1024721

Tilscher H, Eder M. Infiltrationstherapie – Therapeutische Lokalanästhesie. Grundlagen, Indikationen, Techniken. 4. Auflage. Maudrich 2007

Tilscher H, Eder M. Manuelle Medizin, Konservative Orthopädie. 3. Auflage. Maudrich 2008

Toth AJ, Ramsbottom N, Kowal M, Campbell MJ. Converging Evidence Supporting the Cognitive Link between Exercise and Esport Performance: A Dual Systematic Review. Brain Sci. 2020;10(11):859. Published 2020 Nov 15. doi:10.3390/brainsci10110859

Wasserman MS, Guermazi A, Jarraya M, Engbretsen L, Abdelkader M, Roemer FW, Hayashi D, Crema MD, Mian AZ (2018) Evaluation of spine MRIs in athletes participating in the Rio de Janeiro 2016 Summer Olympic Games. BMJ Open Sport Exerc Med 4:1–7

Yesildere Saglam H, Orsal O. Effect of exercise on premenstrual symptoms: A systematic review. Complement Ther Med. 2020 Jan;48:102272. doi: 10.1016/j.ctim.2019.102272. Epub 2019 Nov 27. PMID: 31987230

ALPHABETISCHES VERZEICHNIS DER FACHEXPERTEN

Dr. (PhD) Timothy Hasenöhrl, Sportwissenschafter

Priv.-Doz. Dr. Galateja Jordakieva, PhD, Fachärztin für Arbeitsmedizin

Dr. Stefano Palma, PhD, Arzt für Allgemeinmedizin, Facharzt für Physikalische Medizin und allgemeine Rehabilitation, Sportmediziner

Dr. Anna Pataraia, Fachärztin für Orthopädie und Unfallchirurgie (Traumatologie), in Ausbildung zur Fachärztin für Physikalische Medizin und allgemeine Rehabilitation

Dr. Lukas Reissig, PhD, Facharzt für Anatomie

Mag. Margarete Steiner, Arbeits- und Organisationspsychologin, Klinische und Gesundheitspsychologin, Psychotherapeutin

Julia Sternik, Physiotherapeutin, Heilmasseurin

Dr. Barbara Wagner, Ärztin für Allgemeinmedizin, in Ausbildung zur Fachärztin für Physikalische Medizin und allgemeine Rehabilitation

Univ.-Prof. Dr. Christoph Wiltschke, Facharzt für Innere Medizin, Hämatoonkologie, Intensivmedizin

BILDNACHWEIS

Black Salmon/Shutterstock: Abb. 39

Crevenna/Zimmer/Fa. Hartlauer: Richard Crevenna (S. 13, U4)

Gesundheit Österreich GmbH, Geschäftsbereich Fonds Gesundes Österreich: Abb. 32

Timothy Hasenöhrl/Universitätsklinik für Physikalische Medizin, Rehabilitation und Arbeitsmedizin, Medizinische Universität Wien: Stefano Palma, Anna Pataraia, Lukas Reissig, Julia Sternik, Christoph Wiltschke, Abb. 6–31, 33–38

Medizinische Universität Wien: Margarete Steiner

Medizinische Universität Wien/feelimage: Galateja Jordakieva

Petry & Schwamb: Buchcover, unter Verwendung eines Motivs von istockphoto, andegro4ka

Lukas Reissig/Abteilung für Anatomie, Zentrum für Anatomie und Zellbiologie, Medizinische Universität Wien: Abb. 1–5

schwa-medico Medizinische Apparate VertriebsgesmbH: Abb. 10

Julia Sternik/Universitätsklinik für Physikalische Medizin, Rehabilitation und Arbeitsmedizin, Medizinische Universität Wien: Timothy Hasenöhrl

Barbara Wagner/Press-the-button, 1190/Universitätsklinik für Physikalische Medizin, Rehabilitation und Arbeitsmedizin, Medizinische Universität Wien: Barbara Wagner

STICHWORTVERZEICHNIS